JN220096

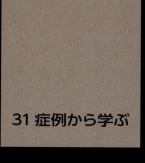

31症例から学ぶ

口腔内スキャナー 徹底活用

IOS — Learn through clinical cases

野本秀材 著

INTRAORAL SCANNER　　INNOVATION

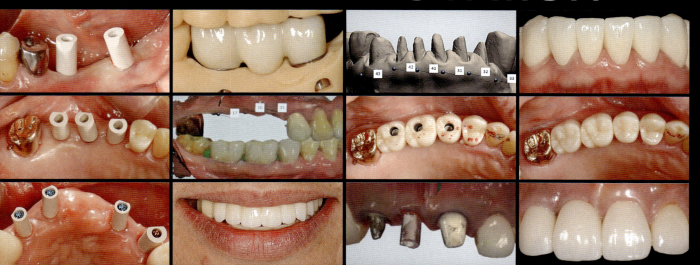

【本書で使用している口腔内スキャナー】

TRIOS 2, TRIOS 3 （いずれも 3shape）

筆者は 2014 年より 3shape 社の TRIOS 2 を，2017 年より TRIOS 3 を使用している．2019 年の IDS にて，TRIOS 4 のデリバリーが発表された．処理スピードは格段に速くなっている．

TRIOS 3（2017 年発売）   TRIOS 4（2019 年発売予定）

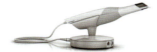 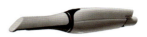

This book was originally published in Japanese under the title of:

KOUKUUNAI SUKYANA TETTEI KATSUYOU
（IOS — Learn through clinical cases）

NOMOTO, Hideki
   Sakura Park Nomoto Dental

© 2019 1st ed.

ISHIYAKU PUBLISHERS, INC.
   7-10, Honkomagome 1 chome, Bunkyo-ku,
   Tokyo 113-8612, Japan

Introduction

　スマートフォンに代表されるデジタル化は，現代社会において多くの場面で取り入れられ，受け入れることで私たちは QOL を高めています．「スマホの取り扱いが苦手だから」という理由で使わない人は，使用する人と比べて得られる恩恵が少なく不利益を生じる現象が起こっています．

　歯科医療においても同じことが言えます．歯科医療に携わる人が認識してほしいイノベーションが起ころうとしています．いま，従来の歯科医療の常識とされている口腔内の印象法が，デジタル化されようとしているのです．

　歯科技工に関するデジタル化は，10 年以上前から進められています．ジルコニアをはじめとするCAD/CAM や 3D プリンターによるデジタル歯科技工は，すでに技工物製作の要になっています．

　一方，診療室でのデジタル化の中心になるのが「口腔内スキャナー」です．これからの修復・補綴物はデジタルデータを用いて診断，設計，加工を行うようになります．アナログの印象と模型を用いて口腔内を再現するより，最新の口腔内スキャナーを用いて口腔内の情報をデジタルデータ化して用いたほうが，正確で効果が高いものになります．

　歯科技工士の仕事も，匠の技をデジタル技工に取り入れて，より精度の高い技工物をデジタル機器を用いて追求していくようになるでしょう．

　口腔内スキャナーは，より精度が高く，複合的なソフトを備えた機器として，これからも進化していくでしょう．まだ今は，何十年も前から研究を重ねて成熟した技術である石膏やラバーによる印象法で満足している過渡期なのかもしれません．しかし，口腔内スキャナーが進化し，パラダイムシフトが起こり，周りの環境が変わってきているこの時期にデジタル化を取り入れ始めることは，近い将来の自身の歯科医療に光をもたらすことは間違いないでしょう．環境の変化にいち早く気づいて対応していくことが重要であることは言うまでもありません．

　本書では，口腔内スキャナーのデータを用いて何ができるのか，従来法との比較を行い検証していきます．さらに，口腔内スキャナーは単なる印象採得のためだけの機器ではないことを，豊富な症例を提示しながら詳細に解説していきます．

　読者の皆様が，デジタル機器の取り扱いに戸惑い，デジタル環境から離れてしまうことで不利益を生じることのないように，本書が少しでもお役に立てること願っております．

　また，技工物の製作にあたり，有限会社協和デンタルラボラトリー・三輪武人氏，松井元生氏，および和田精密歯研株式会社に感謝申し上げます．

2019 年 11 月　**野本秀材**

Contents

31 症例から学ぶ
口腔内スキャナー徹底活用
IOS—Learn through clinical cases

Introduction	3

Section01　Digital Dentistry のなかでの口腔内スキャナー　　6

【口腔内スキャナー】

Digital Dentistry とは ··· 8

口腔内スキャナーの精度検証（従来法との比較）···················· 10

直接法による補綴物製作の実際 ·· 22

Digital Dentistry と口腔内スキャナー ······························· 46

【3D プリンターの進化と口腔内スキャナー】

口腔内スキャナーは 3D プリンターの進化で活用の広がりをみせる ······ 48

3D プリンターの精度検証 ·· 50

3D プリンターのさまざまな場面での活用 ···························· 62

3D プリンターのさらなる可能性 ·· 72

インプラント上部構造への応用 ·· 76

デジタルサージカルガイドへの応用 ····································· 84

骨の 3D プリンター模型の活用 ·· 92

歯科におけるデジタルディスラプション ································ 95

Section02　口腔内スキャナーを最大限に活用した 31 症例　　96

【天然歯単冠／連続冠症例】

Case01　　前歯部単冠（ジルコニアセラミック）···················· 98

Case02　　前歯部連続歯単冠（ジルコニアセラミック）·········· 100

Case03　　臼歯部連続歯単冠（ジルコニアセラミック）·········· 102

Case04　　臼歯部 3 歯連続冠（ジルコニアセラミック）·········· 104

Case05　　臼歯部 4 歯連続冠（ジルコニアセラミック）·········· 106

Case06　　前歯部 4 歯連続冠（ジルコニアセラミック）·········· 108

Case07　　下顎前歯部 6 歯連続冠（ジルコニアセラミック）····· 110

Case08　　上顎前歯部 6 歯連続冠（フルジルコニア）············ 112

【天然歯ブリッジ症例】

Case09　臼歯部3歯ブリッジ（ジルコニアセラミック）　114

Case10　臼歯部単冠・ブリッジ（ジルコニアセラミック）　116

Case11　上下顎ブリッジ（ジルコニアセラミック）　118

Case12　前歯部3歯ブリッジ（ジルコニアセラミック）　122

Case13　上顎4歯ブリッジ（フルジルコニア）　124

Case14　前歯部6歯ブリッジ（ジルコニアセラミック）　126

【天然歯ベニア冠症例】

Case15　ベニアセラミック2歯（e.max press）　130

Case16　ベニアセラミック1歯（e.max press）　132

【インプラント単独冠症例】

Case17　小臼歯部インプラント単独植立（ジルコニアセラミック）　134

Case18　大臼歯部インプラント単独植立（フルジルコニア）　136

Case19　小臼歯部インプラント単独植立（フルジルコニア）　138

Case20　大臼歯部インプラント単独植立（フルジルコニア）　140

Case21　大臼歯部インプラント単独植立（フルジルコニア）　142

【インプラント連結冠症例】

Case22　天然歯とインプラントの混在・前歯部（フルジルコニア）　144

Case23　インプラントの連結・臼歯部（フルジルコニア）　146

Case24　インプラントの連結・臼歯部（ジルコニアセラミック）　148

Case25　インプラントの連結・臼歯部（フルジルコニア）　150

【ガイデッドサージェリー応用症例】

Case26　前歯部インプラント単独植立（カスタムアバットメント）　152

Case27　前歯部インプラント単独植立（スクリューリテイン）　156

Case28　臼歯部インプラント単独植立（スクリューリテイン）　162

Case29　臼歯部インプラント2歯連結（スクリューリテイン）　166

Case30　臼歯部インプラント多数植立（スクリューリテイン）　170

Case31　インプラント多数植立（ボーンアンカードブリッジ）　174

Column①　スキャニングの勘所　17

Column②　口腔内スキャニングデータから鋳造冠を製作　61

Column③　上部構造装着後のインプラント埋入位置の確認　90

Column④　スキャニングの前準備とアシスタントワークの要点　91

Column⑤　ロングスパンブリッジは口腔内スキャナーで製作可能？　129

Column⑥　口腔内スキャナーが診療システムを大きく変える　161

Section 01

Digital Dentistry のなかでの口腔内スキャナー

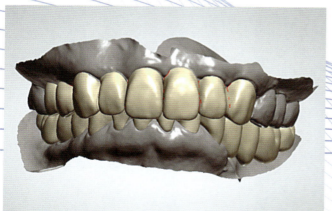
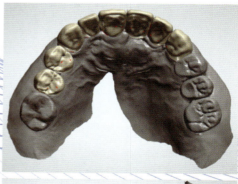
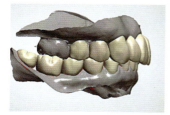
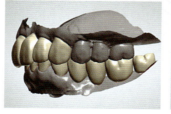
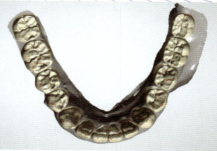

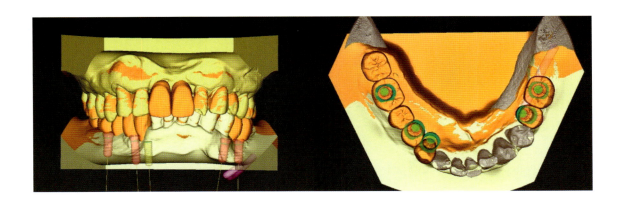

口腔内スキャナー
- Digital Dentistry とは
- 口腔内スキャナーの精度検証（従来法との比較）
- 直接法による補綴物製作の実際
- Digital Dentistry と口腔内スキャナー

3D プリンターの進化と口腔内スキャナー
- 口腔内スキャナーは 3D プリンターの進化で活用の広がりをみせる
- 3D プリンターの精度検証
- 3D プリンターのさまざまな場面での活用
- 3D プリンターのさらなる可能性
- インプラント上部構造への応用
- デジタルサージカルガイドへの応用
- 骨の 3D プリンター模型の活用
- 歯科におけるデジタルディスラプション

口腔内スキャナー

Digital Dentistry とは

目的は歯科医師―歯科技工士―歯科衛生士の情報の共有化

　歯科医師・歯科技工士・歯科衛生士の三者が必要な情報を共有することは，質の高い歯科医療を行ううえで必要不可欠である．補綴物の製作プロセスにおいても，患者の口腔内情報や要望，治療方針，メインテナンスなど，情報の共有化が必要である．これらの情報をデジタルデータベース化することによって，必要な情報を三者で共有することが可能となる（図1）．

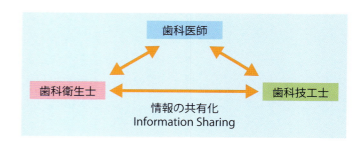

図1　Digital Dentistry の目的

では，診療室のデジタル化の現状は？

　レセコンによる患者情報のデータベース化から始まり，デジタルカメラ，デジタルX線機器を導入されているのが診療室のデジタル化の現状と思われる．X線画像や口腔内写真はデジタルデータ管理が可能になってきているが，咬合診断や補綴設計においては石膏による作業模型を用いた従来の方法が行われており，デジタル化が進んでいる技工所での作業模型以降の補綴物の設計・製作工程とギャップを感じる．今後，診療室に口腔内スキャナーが導入され，技工所とネットワーク化することにより，診断・設計・製作情報が一元化されてスムーズな Digital Dentistry が可能になるだろう（図2）．

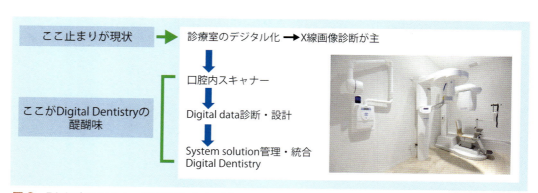

図2　Digital Dentistry の本来のイメージ

口腔内スキャナーによる直接法補綴物製作

　本書では，従来の口腔内を印象採得して製作された作業模型を用いて補綴物を製作する方法を「間接法」とする．間接法にはデジタル工程を含まない方法と一部デジタル工程を含む2通りの方法がある．

　一方，口腔内スキャナーで得たデータを用い，その後の工程をすべてデジタル処理で製作する方法を「直接法」とする（図3）．

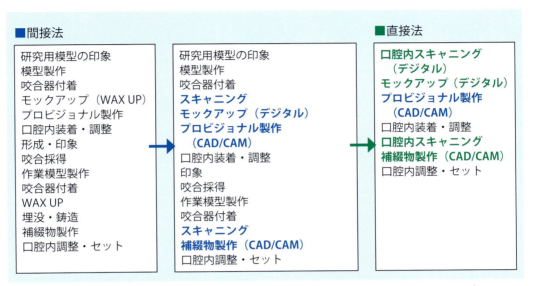

図3　本書での「直接法」の概念

口腔内スキャナーがDigital Dentistryの中核をなす！！

　口腔内スキャナーで口腔内を直接スキャニングしたデータは，間接法の問題点である印象材や咬合採得材，石膏模型材の収縮，膨張，取扱いによる変形等が介在しない．現状ではCAD/CAMで製作された補綴物は，間接法で得られた作業模型をベースに製作されており，作業模型上では精度が高くても口腔内で同じ精度が得られるのかは疑問である．口腔内スキャナーの導入により得られた口腔内情報から補綴物製作までの工程がシームレスにデジタル化されることで，CAD/CAMによる補綴物製作の本来の利点が大きく引き出されると考える．

　冒頭に述べたDigital Dentistryの目的である「情報の共有化」においては，【患者の口腔内データをリアルに共有・分析できる】【術後の状態を患者に仮想画像で示すことで，その共有ができる】【補綴物の形態，色調などをすぐに修正できる】【歯科医師と歯科技工士が離れた場所にいても，作業情報を共有できる】などが，口腔内スキャナーによって可能になる．

口腔内スキャナー

口腔内スキャナーの精度検証(従来法との比較)

　最近のデジタル技術の急速な進歩により,あらゆる分野で技術革新が進み,歯科分野においても補綴物の製作方法に関するパラダイムシフトが起きようとしている.

　つまり,従来の常識であった印象採得や石膏模型による作業模型はなくなり,口腔内をスキャニングして,パソコンに入力されたデータをメールで技工所に送ると,CAD/CAMにより補綴物は製作され,必要に応じて3Dプリンターで製作されたアクリル製の作業模型とともに歯科医院に送られてくるのである.

　今回,補綴物を製作する際に患者の協力を得て,口腔内を従来の方法で印象採得し石膏模型を経て補綴物を製作する方法(間接法)と,口腔内をスキャナーでスキャニングして直接CAD/CAMにより補綴物を製作する方法(直接法)のそれぞれにて補綴冠を製作し,精度の検証を行った.

　直接法は,口腔内を印象採得して製作された作業模型を使用せず,口腔内を直接スキャニングして得られたデータをもとにCAD/CAMで修復・補綴物を製作する方法である.直接法の手順であるが,はじめに口腔内スキャナーで上下顎の歯列と咬合状態のスキャニングを行い,読み込んだデータに不備がないかをパソコン画面上で確認する.次にパソコン上でマージンラインをプロットして補綴物の形態の設計を行い,咬合関係を付与する.補綴物の設計が終了したらミリング機器でマテリアルを削り出して完成する.これらの工程でエラーが出やすいのは,マージン設定などの設計入力作業があげられる.オペレーターによるヒューマンエラーが出ないようにする教育が必要となる.

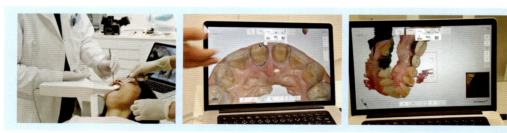

図1　口腔内スキャナーで上下顎の歯列と咬合状態のスキャニング

直接法と間接法によるCAD/CAM冠の精度を比較する

　口腔内で印象を採得し製作された作業模型をスキャニングしてCAD/CAM削り出しにて製作されたジルコニアなどのフレームは，日本で認可された2006年頃から当院で日常臨床に取り入れており，装着した補綴物は1,000例以上となるが，これまでに適合精度に関して臨床的に大きな問題を生じたことは少ないと感じている．10年を越える臨床経過も出てきており，CAD/CAMで製作された補綴物の評価は良好である．

　直接口腔内でスキャニングできれば，印象採得や模型製作が不要で模型製作上で生じる精度エラーがなくなり，さらに適合精度の高い補綴物を装着することができるようになると考える（**図2**）．

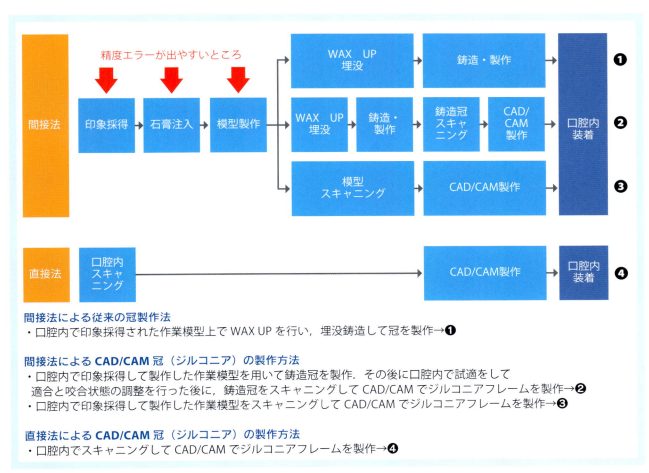

図2　補綴冠の装着までの流れ

検証① 3歯連結冠のマージン適合，内面適合

■ 6̲5̲4̲ 連結冠

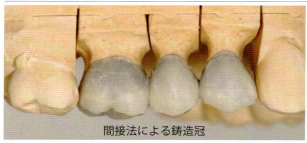
間接法による鋳造冠

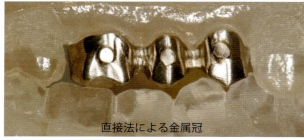
直接法による金属冠

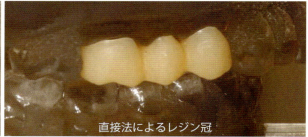
直接法によるレジン冠

■ 6̲5̲4̲ 単冠

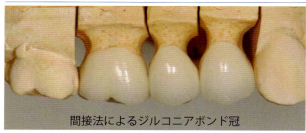
間接法によるジルコニアボンド冠

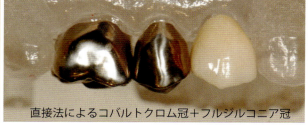
直接法によるコバルトクロム冠＋フルジルコニア冠

本検証で製作した補綴物

　では，口腔内スキャニングを経て製作される補綴物の精度はどうであろうか？
　今回，6̲5̲4̲の補綴物を製作する際，患者の協力を得て，間接法と直接法のそれぞれで補綴冠を製作して精度の検証を行った．
　はじめに，精密な適合精度を調べるために3歯連結冠を製作した．間接法では石膏模型上で鋳造冠を製作し，直接法では口腔内を直接スキャニングしたデータで削り出し冠を製作した．直接法では支台歯との隙間を10μmと50μmの2種類に設定し，チタン金属冠とハイブリッドレジン冠を製作した．最終補綴物は，間接法ではジルコニアボンドの単冠を製作し，直接法ではコバルトクロム金属冠とフルジルコニア冠を製作した（**検証①**）．

　口腔内スキャナーを用いてスキャニングしていくには，3つの領域のスキャニングが必要である．1つは支台歯のある歯列，2つ目は対合歯列，3つ目は咬合関係である．

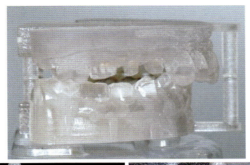
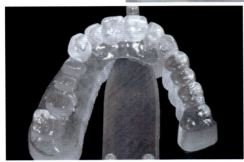
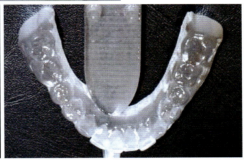

スキャニングデータから作業模型を 3D プリンタで製作することができる．後方 2 点，前方 1 点で咬合器のように中心咬合位が再現されている

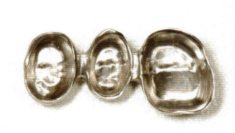
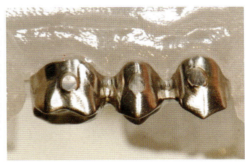

CAD/CAM で製作された金属冠を 3D プリンタで製作した作業模型に試適している．通常，モノフレームの冠では作業模型を必要としないが，セラミックを築盛する際には作業模型は必要となる

いずれも全顎でスキャニングすることが推奨されている．

　日本人の開口量は欧米人と比べると小さいため，カメラのヘッドが入りにくく最後臼歯の撮影が困難なこともあり，カメラのヘッドがもう少し小さいと患者と術者の負担も小さくなると感じる．

　近年の IDS（International Dental Show）において，スキャニングの処理時間が短縮され，ヘッドの小さい機器が新しく開発発表されているので，今後はスキャニング時間も短くなり，口腔内での操作も今まで以上に容易になると思われる．

　実際に口腔内をスキャニングするには，口腔内を直視するのではなく，モニタを見て正確にスキャニングができていることを確認しながら行うことになる．したがって，モニタは術者がスキャニング中に見やすい場所に設置しなければならない．その際に，アシストする人は，口腔内が撮影しやすいように口唇を広げるなどの補助や，患者の観察を行うことになる．

検証①-1　直接法による ６５４ 連結チタン金属冠の精度

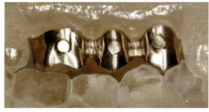 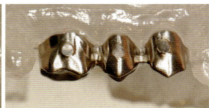 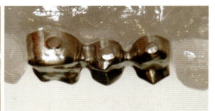

直接法で3歯の連結冠を製作し，3Dプリンタで作られた作業模型に試適すると，無調整でフィットしている

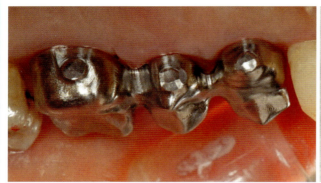 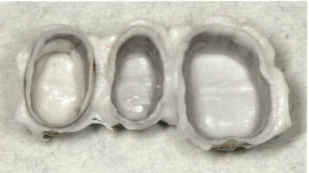

直接法で製作した3歯連結冠を口腔内に試適してみると，無調整でガタつきもなくフィットしている．フィットチェッカーで確認すると，天井部は厚みがあるが側面は均一にフィットしているのが確認できる

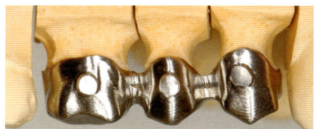 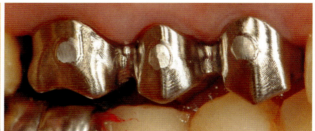

直接法で製作された連結冠を間接法で製作した作業模型に試適すると，模型上ではフィットしていないが口腔内ではフィットしている

> 直接法で製作した3歯連結の金属冠は3Dプリンターで製作した作業模型上ではフィットしているが，間接法で製作した模型上ではマージンラインの一部に不適合が見られた．口腔内に試適してみると，マージンラインは適合しているように見える．フィットチェッカーでも内面の適合は均一である

検証①-2　直接法と間接法のマージン適合の比較

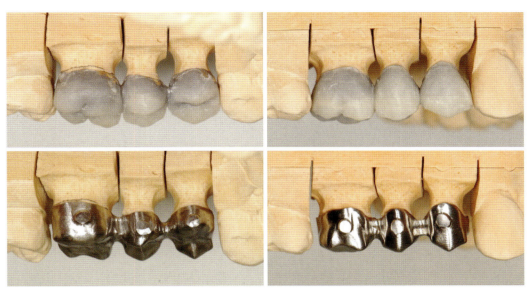

間接法で製作した連結冠と直接法で製作した冠を間接法の模型に試適してみると，6|の口蓋側マージンは直接法で製作した冠のほうが長いが，口腔内で確認するまではどちらが正確なのかわからない

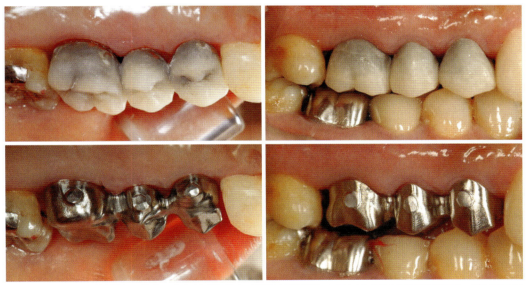

間接法で製作した連結冠を口腔内で合わせてみると，直接法で製作した冠と比べると口蓋側部のマージンはアンダーである．ヒューマンエラー（トリミングミス）の可能性があるが，口腔内に試適するまで気づくことはできない

　間接法で製作した3歯連結冠のマージンは，模型上ではフィットしているが口腔内で試適するとの口蓋側で一部アンダーマージンであった．直接法で製作した3歯連結冠を間接法で製作した模型に試適すると，口蓋側の一部がオーバーマージンであったが，口腔内で試適するとマージンラインはフィットしているように見える．この違いは，間接法でのトリミングエラーによるものと思われる

検証①-3　直接法と間接法の連結冠内面適合の比較

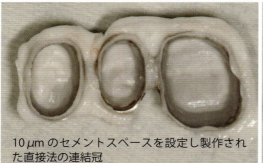
10μmのセメントスペースを設定し製作された直接法の連結冠

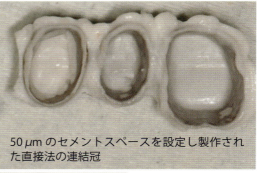
50μmのセメントスペースを設定し製作された直接法の連結冠

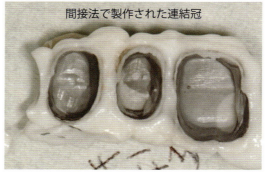
間接法で製作された連結冠

直接法で製作された10μmのセメントスペース冠の軸面のフィットチェッカー厚みは，間接法で製作された冠の厚みとあまり変わらないが，50μmのセメントスペース冠の軸面の厚みはやや厚いのが確認できる．また，直接法の冠のマージンフィットは間接法で製作された冠の内面フィットと変わらないが，マージンが間接法よりアンダーな部位がある

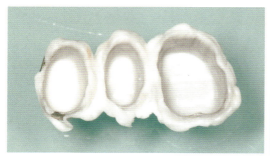
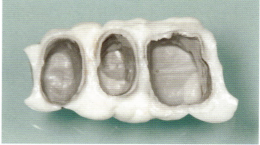

50μmのセメントスペースを設定した，直接法（左）と間接法（右）の連結冠内面のフィットチェッカーの厚みの違いは明らかである

　間接法で製作した3歯連結冠と，10μmと50μmのセメントスペースを設定した直接法による2種類の3歯連結冠の適合精度をフィットチェッカーで調べた．

　間接法で製作した連結冠の適合は全体的に良好であったが，フィット面に厚みのむらがある．10μmのセメントスペースをもつ直接法の連結冠はマージンラインから軸面の厚みは薄く均一であり適合も良好であるが，天井面には間接法と比べて厚みがある．50μmのセメントスペースをもつ連結冠は10μmの連結冠と比べると軸面の厚みはあるが均一である．天井面は10μmと比べてさらに厚みがある．

　これらから，内面適合においては，間接法で製作された連結冠のほうが適合精度は優れていることがわかる

Column ① スキャニングの勘所

【スキャニングのコツ】
- 金属冠は反射しやすくスキャニングしにくいが，何度か経験すれば問題なく撮れる
- 一気にスキャニングせず分割したほうが，患者の負担が少ない
- 最後臼歯の遠心から反対側遠心まで咬合面を素早くスキャニングし，その後に舌側面を折り返して反対側遠心から頬側面を回ってスキャニングする．その後，スキャニング画像を確認して，支台歯を優先的にうまくスキャニングできていない部位をスキャニングしていく（図A）
- 支台歯の隣接面などは，スキャナーの先を歯軸に沿って上下左右に回転すると，うまくスキャニングできることが多い（図B）
- スキャニング後に画像の不備がないかをチェックする

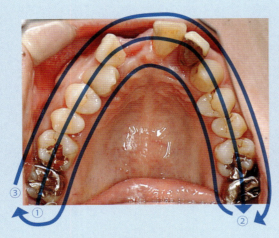

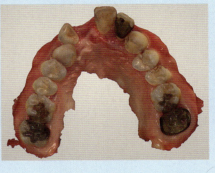

図A　スキャニングは〈咬合面→舌側面→頬側面〉が基本

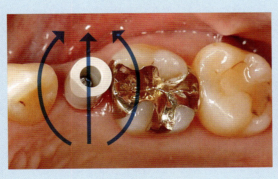

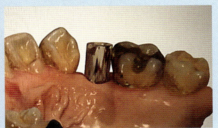

図B　近接した支台歯や叢生歯列などは歯軸に沿って回転させる

検証② 直接法で製作したフルジルコニア単冠の精度

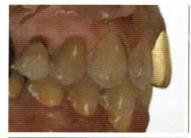
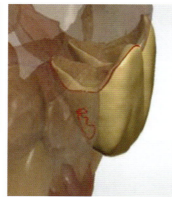
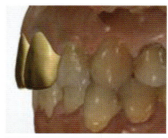
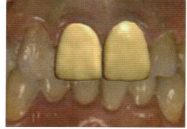
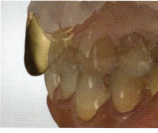

パソコン上でマージンラインをプロットして補綴物形態の設計を行い，咬合関係を付与

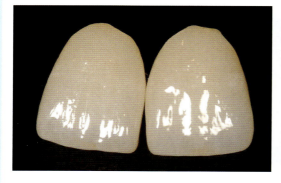
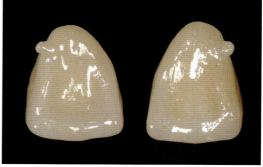

完成した前歯部フルジルコニア冠

口腔内での適合は悪くないということは，間接法による作業模型が変形しているのではないだろうか？

　直接法で製作した補綴物の精度が信頼できるのか，さらに検証していきたい．
　直接法で製作した前歯フルカントゥアのジルコニア冠は，作業模型を製作せずに口腔内スキャナーで得られたデータから設計し，ミリングを行い完成したものである．検証のために，あらかじめ製作した間接法の作業模型で適合のチェックをしてみると，コン

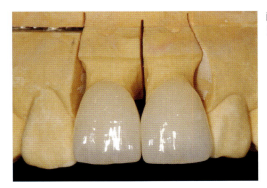

直接法で製作した冠を間接法の作業模型に試適してみると隣接面コンタクトがきつくて入らない（間接法の模型は，精度検証のために製作している）

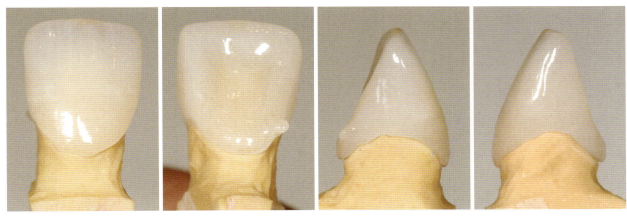

比較のために製作した間接法による作業模型上では，適合は良好ではない．直接法の精度，口腔内スキャナーの精度の限界なのか？　あるいは間接法による作業模型の精度に問題があるのか？

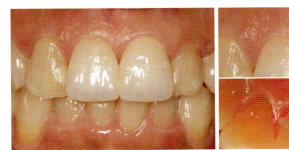
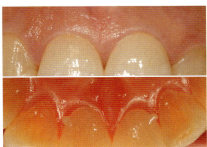
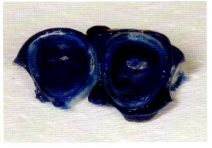

口腔内に試適した状態．内面の適合性も問題ない

タクトがきつくて入らないことが確認できる．また，1歯単位で模型上の適合性をみると正確に適合していないことがわかる．

　これらのジルコニア冠を，内面の調整やコンタクトの調整などをいっさい行わずに口腔内に試適してみたところ，just fit した．

19

検証③ 3歯連続冠による適合精度の検証

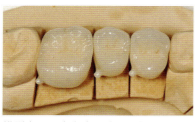 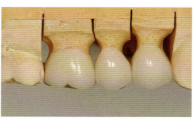 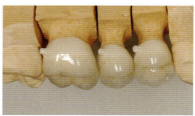

模型上では支台歯の適合，隣接面コンタクトともに良好

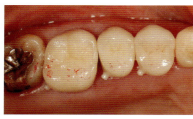 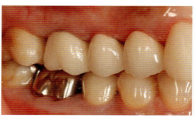 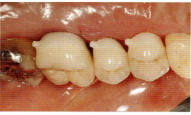

口腔内での試適では，それぞれの支台歯の適合精度は良好で無調整でフィットするが，3歯連続して試適をすると隣接面コンタクトがきつく調整が必要

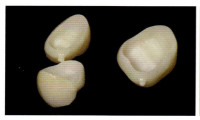 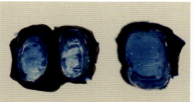 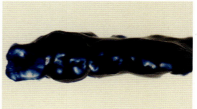

ブルーシリコーンでの，内面適合性と咬合状態のチェック

正確な印象採得，模型製作のうえで，匠の技をもった歯科技工士が製作すれば，適合・咬合において良好な補綴物が完成するが，歯科技工士の技術力に左右されることが多い

間接法で製作した3歯連続冠は，模型上では適合していても口腔内ではコンタクトの調整が必要であることが多い

直接法による3歯連続冠では，適合のみならず，コンタクトも無調整で装着できた

内面適合精度，咬合接触精度，コンタクト適合精度のいずれにおいても，直接法は間接法による補綴物に劣らないレベルにあると考えられる

　3歯連続単冠のケースにおいて冠の内面適合，隣接面コンタクトの適合，咬合関係について間接法と直接法で製作した冠を比較した．

　間接法では従来の印象法で製作した作業模型を用いてジルコニアセラミック冠を製作した．模型上では支台歯の適合，隣接面コンタクトともに良好であった．次に口腔内で冠の試適を行うと，それぞれの支台歯の適合精度は良好であり，無調整でフィットするが，3歯連続して試適をしてみると隣接面コンタクトがきつく調整が必要であった．

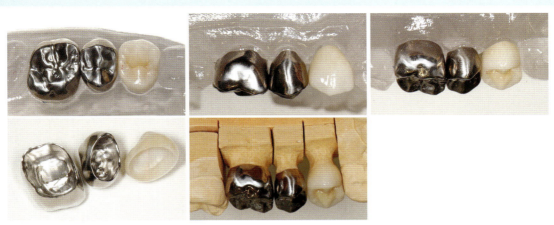

チタン合金とジルコニアのインゴットをミリングして直接法で製作した冠
直接法で製作した連続冠は，間接法で製作した作業模型上では内面の適合，コンタクトともに合っていない

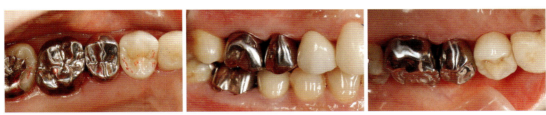

しかしながら，口腔内に試適してみると，適合，コンタクトともに無調整で入る

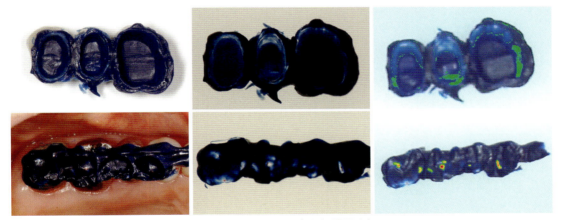

ブルーシリコーンで内面適合と咬合状態を確認してみても大きな問題はない
咬合については30μm以下で繊細な調整が必要なレベルでコンタクトしているが，咬合調整量は少ない

　続いて，同一ケースにおいて，直接法で金属冠とフルジルコニア冠の3歯連続冠を製作した．さらに口腔内スキャナーで得たデータをもとに3Dプリンターを用いて作業模型を製作した．金属冠のマテリアルはチタンを用いた．3Dプリンターで製作した作業模型への試適では，隣接面コンタクトは無調整で適合したが，間接法で製作した作業模型では隣接面コンタクトがきつくて適合しなかった．これらの直接法で製作した冠を口腔内で試適してみると，内面や隣接面コンタクトが無調整で適合した．

口腔内スキャナー

直接法による補綴物製作の実際

口腔内スキャナーを用いた直接法補綴物製作

現在，デジタル化された補綴物の製作手法には図1に示すように3通りがある．

1つは，従来通り印象して作った作業模型を技工所に送り，CAD/CAM冠を製作する方法であり，現在多くの歯科医院で行われている方法である．

2つ目は一部の歯科医院で取り入れている one day treatment（即日修復治療）に代表される院内完結型のCAD/CAM冠製作方法である．この方法は口腔内スキャナーとミリング機器がセットになっているシステムである．

3つ目は，口腔内スキャナーで得たデータを技工所に送信し，ハイエンドなミリング機器や三次元造成器（3Dプリンター）を用いて補綴物を製作する方法である．

ここでは，図1に示す手法のうち，①と③の実際の臨床例を紹介する（Case1～4）．

技工物製作のデジタル化

①：模型を技工所に送ってCAD/CAMで修復補綴物を製作（Case1）
②：口腔内スキャナー一体型CAD/CAM機器で修復補綴物を製作
③：口腔内スキャナーで得たデータを技工所に送信して情報の共有をしながら修復補綴物を製作（Case2~4）

図1　デジタルを介した補綴物製作法

Case1：模型のスキャニング→CAD/CAM（天然歯）

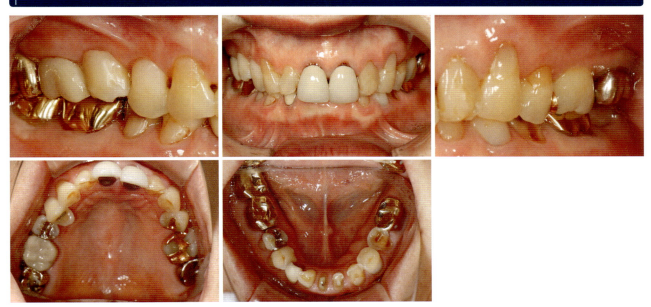

1-1～1-5 63歳，女性．アメリカに20年滞在して帰国直後に来院．主訴は「歯をアメリカ人のように白く綺麗にしてほしい」．咬合力が強く，口腔内には多種の修復物が装着され，前歯部から小臼歯部にかけては咬耗が著しい

模型をスキャニング

口腔内を印象採得して製作した研究模型を，3Dスキャナーでスキャニングしてデジタルデータ化する．

パソコン画面で口腔内の診断，補綴設計，モックアップ

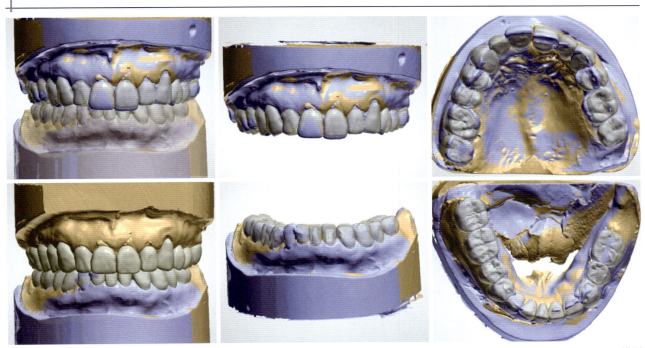

1-6～1-11 モックアップして形態を整えても，削合部位と盛る部位のデータが表示できるため，診断しやすい．画面上なので，模型を不可逆的に削らずに操作できる（いつでも元に戻れる）ことが大きなメリット

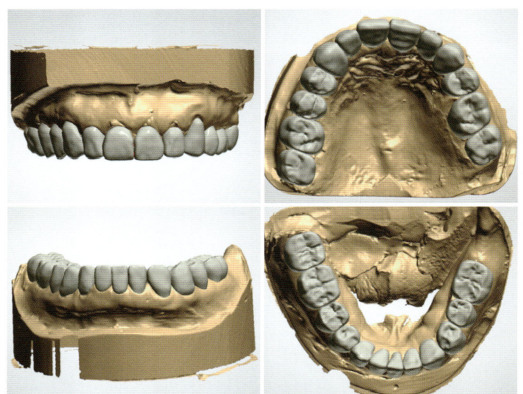

1-12〜1-15
モックアップデータは歯科医師と歯科技工士がいつでも共有でき，容易に形態の変更が可能である

咬合接触点の付与

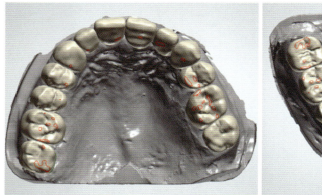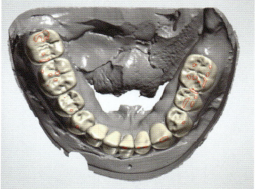

1-16，1-17
理想的な咬合接触点が任意に付与できて上下顎の咬合関係を3D画面上で確認できる

24

モックアップデータを用いてミリングマシーンでプロビジョナルレストレーションを製作

　モックアップが完成して歯冠形態や咬合状態に問題がなければ，そのデータをミリング機器に送信する．レジン製のインゴットを削り出してプロビジョナルレストレーションを製作する．ミリング時に冠の内面を可能な限り大きく削合するように設計しておくことで，口腔内での装着がスムーズになる．

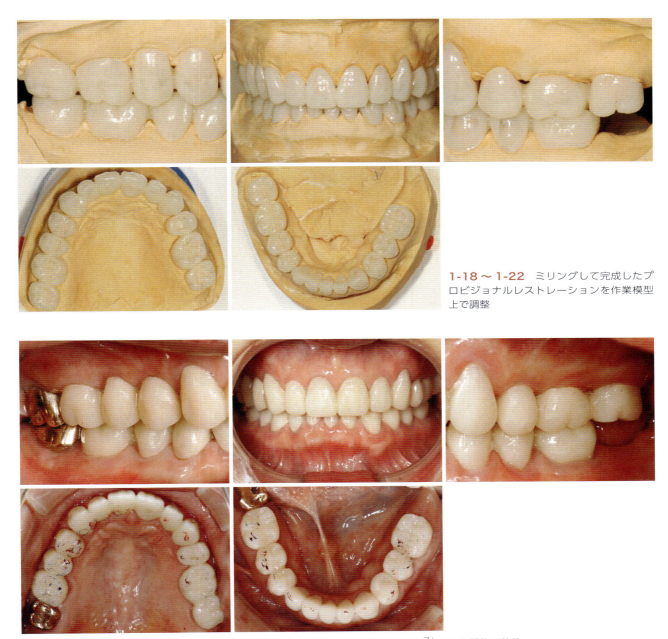

1-18 〜 1-22　ミリングして完成したプロビジョナルレストレーションを作業模型上で調整

1-23 〜 1-27　プロビジョナルレストレーションを口腔内に装着．咬合維持のため 7/7 は4週間後に装着

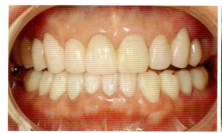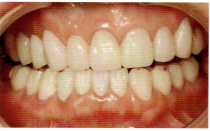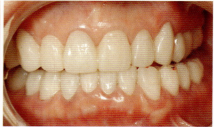

1-28 〜 1-30 前方，側方運動時のアンテリアガイダンス，臼歯部の離開状態を確認

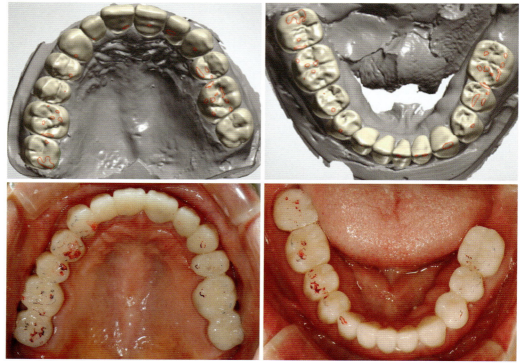

1-31 〜 1-34 3Dデータ画像を確認しながら口腔内の咬合調整を行っていく

補綴物製作

プロビジョナルレストレーションで8週間の経過観察後,プロビジョナルデータを参考にし,間接法でジルコニアセラミック冠の補綴物を製作する.

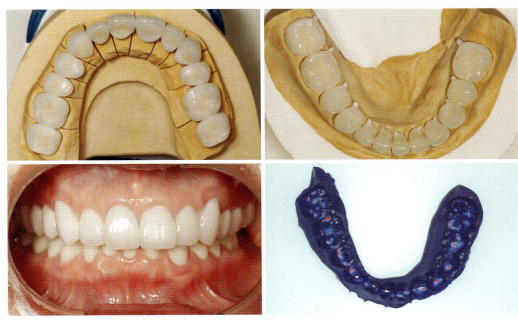

1-35〜1-38 20μm Bite Eye(ジーシー)で咬合接触状態の確認

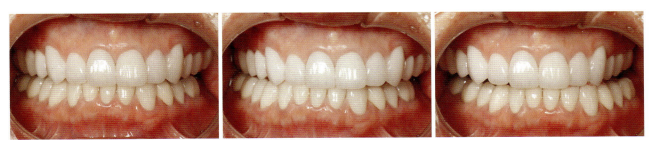

1-39〜1-41 前方・側方運動を行いアンテリアガイダンス,犬歯誘導時の接触状態と臼歯部の離開を確認

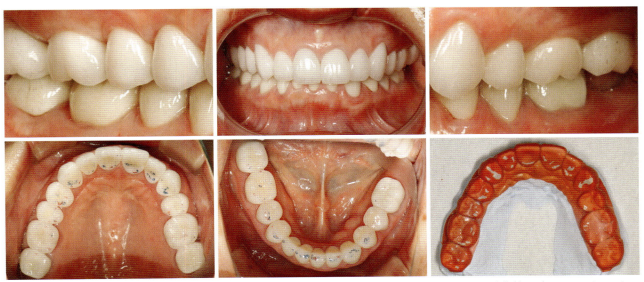

1-42〜1-47 装着後2年経過時.患者の満足度は高く臨床的な問題症状はなく良好な経過である.定期的にブラックスチェッカー(JM Ortho)を用いて睡眠時の咬合運動をチェックし,調整を行う.|7 の挺出も認めない

Case2：直接法→CAD/CAM（天然歯）

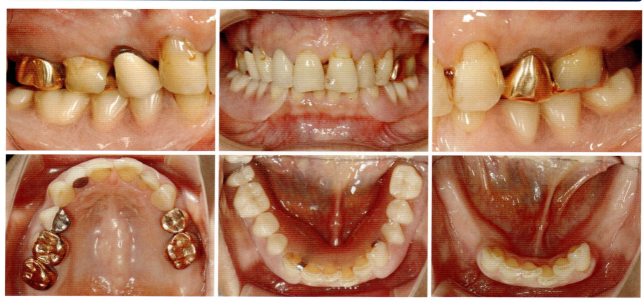

2-1〜2-6　65歳，女性．患者の要望は「歯が汚くて友人と楽しく食事もできないので美しい口元にしてほしい」．下顎は両側臼歯部の遊離端義歯が装着されている．上顎には不良修復物が多く装着され，プラークリテンションリスクとなっており，浮腫性歯肉の腫脹を認める．下顎にはノンクラスプ義歯が装着されている

口腔内スキャニングデータで口腔内の診断・補綴物の設計

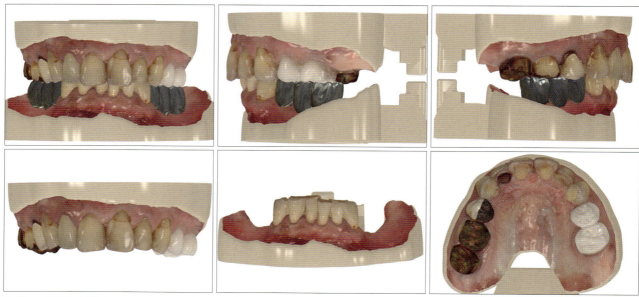

2-7〜2-12　口腔内スキャンした歯列と咬合データをもとに，3D画像で仮想咬合器に装着された状態で咬合診断を行う．三次元の方向から観察が可能であると同時に，カラーで表示されるため，石膏模型よりリアルに口腔内が再現される

パソコン画面でモックアップ

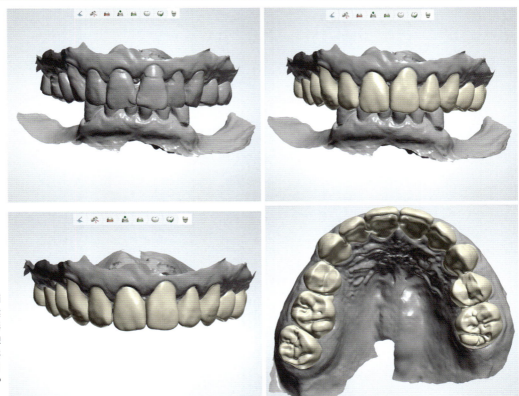

2-13〜2-16 画面上でモックアップ作業を行う．三次元的に形態の確認ができ，理想的な咬合接触点を付与できる．修正もよりリアルであり，WAX UP より容易である

モックアップデータからミリングマシーンでプロビジョナルレストレーションを製作

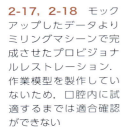
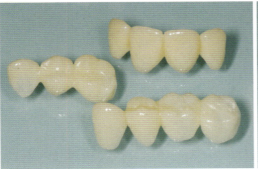
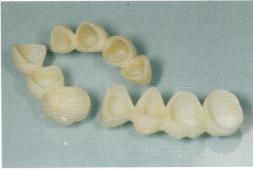

2-17, 2-18 モックアップしたデータよりミリングマシーンで完成させたプロビジョナルレストレーション．作業模型を製作していないため，口腔内に試適するまでは適合確認ができない

　　直接法の大きな利点は，術前の口腔内スキャニングデータを用いることで，診断の資料となり，治療計画からモックアップ，プロビジョナルレストレーションの設計と製作まで一気にできることである．

プロビジョナルレストレーションの装着

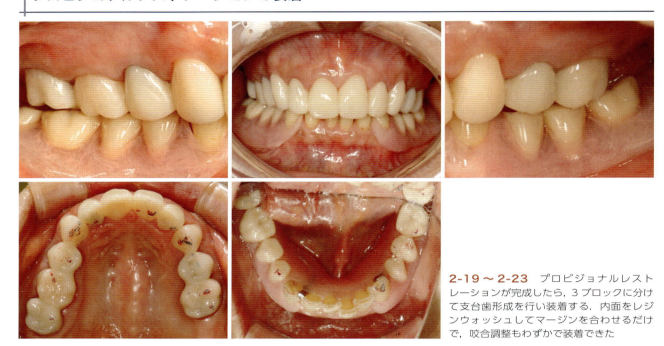

2-19〜2-23 プロビジョナルレストレーションが完成したら，3ブロックに分けて支台歯形成を行い装着する．内面をレジンウォッシュしてマージンを合わせるだけで，咬合調整もわずかで装着できた

補綴物製作のための口腔内スキャニング

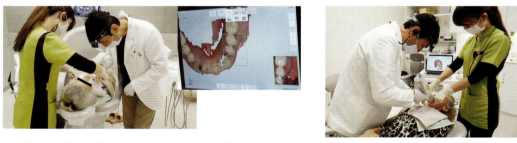

2-24〜2-26 口腔内スキャニングでは，口腔内とパソコン画面の両方を見ながらスキャニングしていく

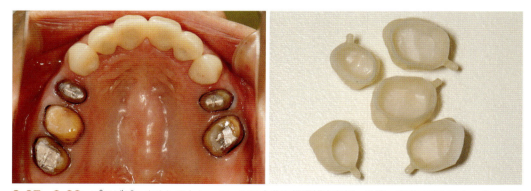

2-27，2-28 プロビジョナルレストレーションで十分に経過観察を行った後，再度口腔内スキャナーを用いて，補綴物製作のためのスキャニングを行う．スキャニング前の口腔内の状態とプロビジョナルレストレーションのデータを参考にして，直接法によりCAD/CAMでジルコニア冠を製作

3Dプリンターで製作した作業模型上での試適

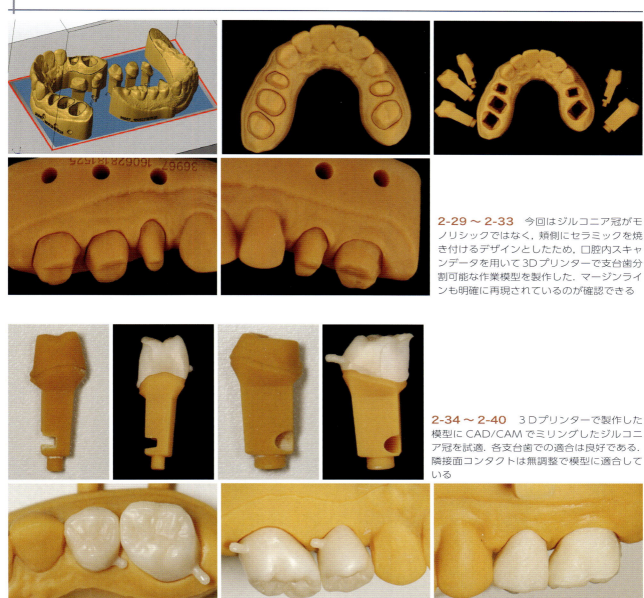

2-29 ～ 2-33 今回はジルコニア冠がモノリシックではなく，頰側にセラミックを焼き付けるデザインとしたため，口腔内スキャンデータを用いて3Dプリンターで支台歯分割可能な作業模型を製作した．マージンラインも明確に再現されているのが確認できる

2-34 ～ 2-40 3Dプリンターで製作した模型にCAD/CAMでミリングしたジルコニア冠を試適．各支台歯での適合は良好である．隣接面コンタクトは無調整で模型に適合している

2-41，2-42 口腔内と3Dプリンター模型の比較．口腔内スキャナーの弱点は深い縁下マージンの読み取りが難しいことである．無髄歯でマージンが深くなる場合には，圧排してマージンラインを鮮明にすることは従来の印象法と変わらない．しっかりと圧排がされていれば，やや深い縁下マージンでも読み取りは可能である

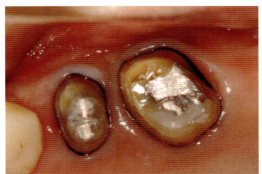
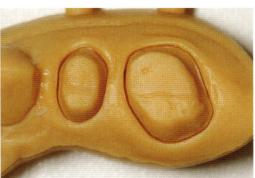

間接法により製作した作業模型上での試適　（この工程は，実際には不要．精度比較のために実施）

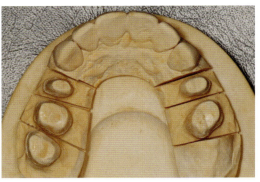

2-43　今回は間接法の模型の精度を確認するために従来の印象方法を用いて間接法の作業模型を製作した．直接法で製作したジルコニア冠を，間接法の模型に試適してみると，意外な結果がみえてきた

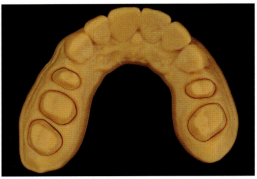

2-44　3Dプリンターで製作した模型は間接法の模型と比較して，作業模型としての操作性は劣らない

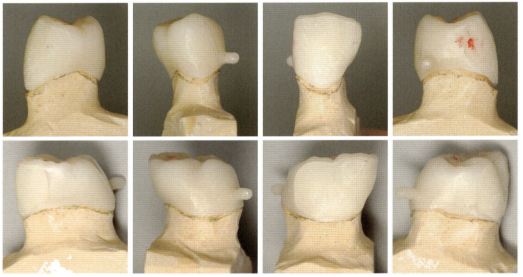

2-45～2-52　直接法で製作したジルコニア冠を，間接法で製作した模型に試適してみると，冠と模型のマージンラインが合わず，浮き上がりが確認できる．口腔内に試適するまでは冠の精度不良か模型の膨張変形が原因なのかを判断することはできない

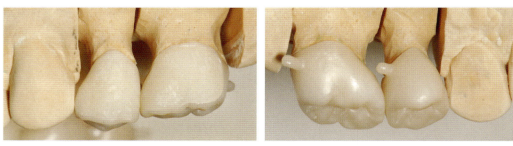

2-53，2-54　間接法の模型上では隣接面のコンタクトもきつく合わないため，浮き上がりがさらに大きくなっている

口腔内への試適

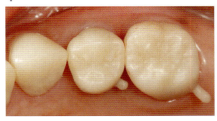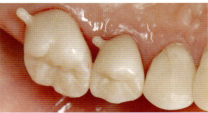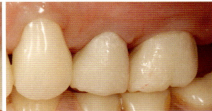

2-55〜2-57 口腔内に直接法で製作したジルコニア CAD/CAM 冠を試適すると，抵抗なく装着できた．マージンライン部のチェックをしたが，良好な適合でギャップもない．デンタルフロスで確認すると，隣接面コンタクトも良好である．咬合状態は咬合接触点の調整をせずに済むほど良好である

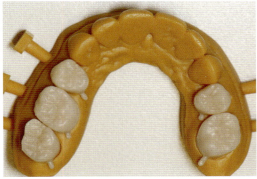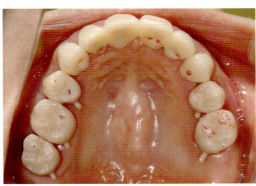

2-58，2-59 口腔内に試適した状態で咬合チェック．内面調整，コンタクト，咬合調整はいっさい行っていない

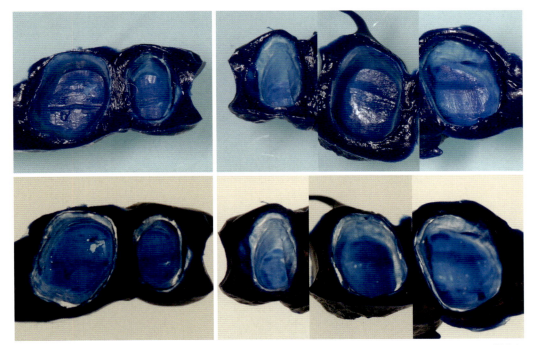

2-60〜2-63 口腔内で内面の適合チェック．今回は CAD/CAM 冠のセメントスペースを 30μm に設定して製作している．ブルーシリコーンを用いて直接法で製作したジルコニア冠の内面を観察すると，ほぼ均一に適合していることが確認できる．CAD/CAM 冠のミリング方法の特性であるが，冠内面の天井部はやや厚めとなり，軸面はかなり薄く適合しているのがわかる

最終補綴物の製作（ジルコニアベニアセラミックス）

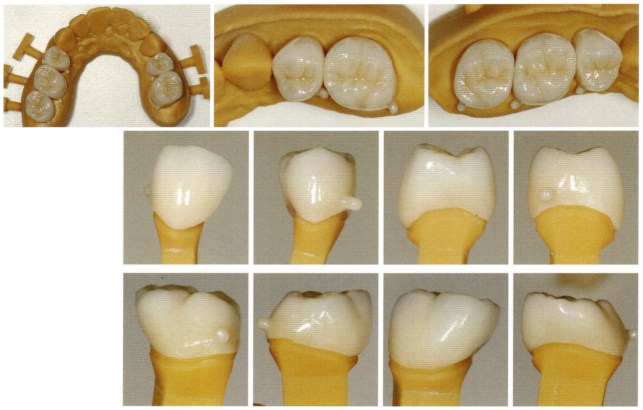

2-64～2-74　3Dプリンター模型上で，完成したジルコニアセラミック冠の適合状態を確認

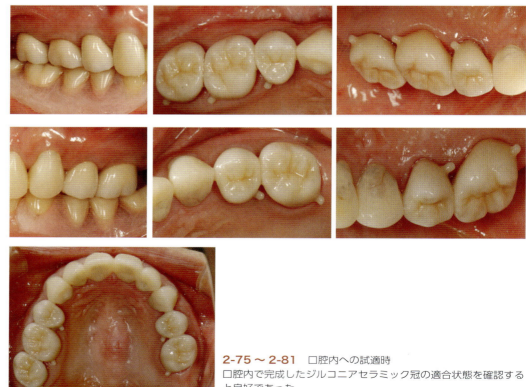

2-75～2-81　口腔内への試適時
口腔内で完成したジルコニアセラミック冠の適合状態を確認すると良好であった

前歯部補綴も同様の工程で製作

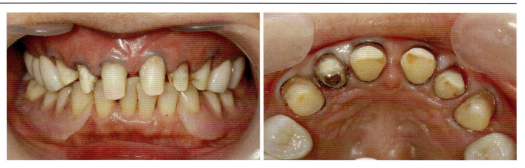

2-82, 2-83
口腔内スキャニング直前

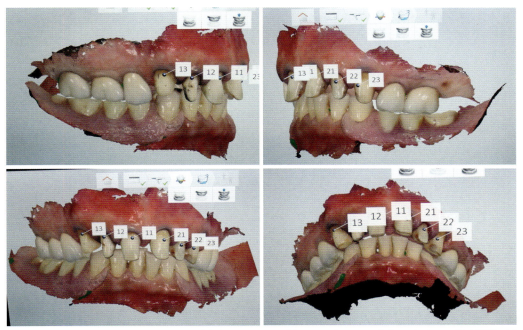

2-84〜2-87 口腔内スキャナーで口腔内をスキャニングする．スキャニングデータによる口腔内診断，補綴設計

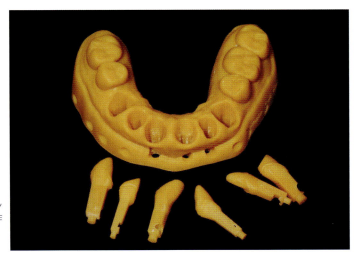

2-88 3Dプリンターの作業模型．スキャニングしたデータを用い，3Dプリンターで支台歯分割式の作業模型を製作．作業模型としては十分な精度である．支台歯も可撤式で作業しやすく，動きも少ない

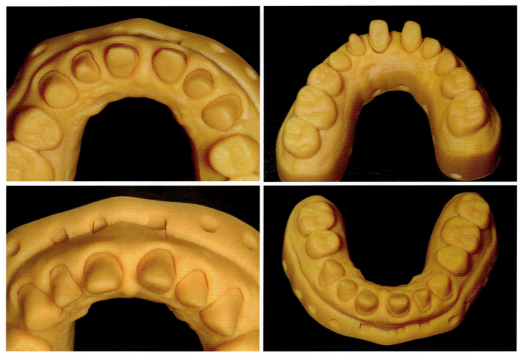

2-89 〜 2-92　セラミック前装するため，3Dプリンターにより製作した作業模型

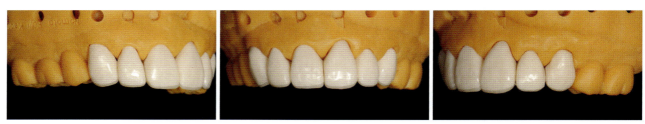

2-93 〜 2-95　ワックスで前装したジルコニア冠を3Dプリンターで製作した作業模型に試適

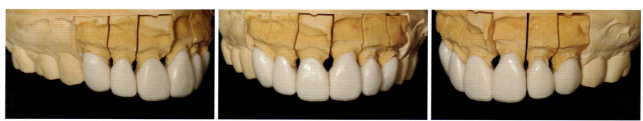

2-96 〜 2-98　精度の比較のために製作した間接法による作業模型上に，直接法で製作したジルコニア冠を試適すると，コンタクトがきつくて合わない

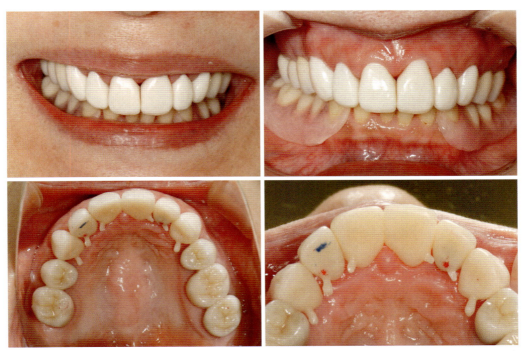

2-99～2-102　口腔内に前歯部の補綴冠を試適してみると，隣接面コンタクトや内面調整を行うことなく良好に適合した

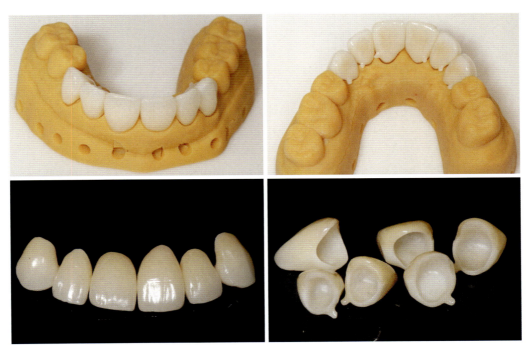

2-103～2-106　完成したジルコニアベニアセラミック冠

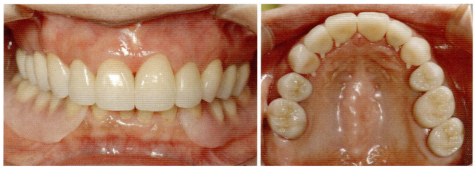

2-107, 2-108　口腔内にジルコニアセラミック冠を試適した状態

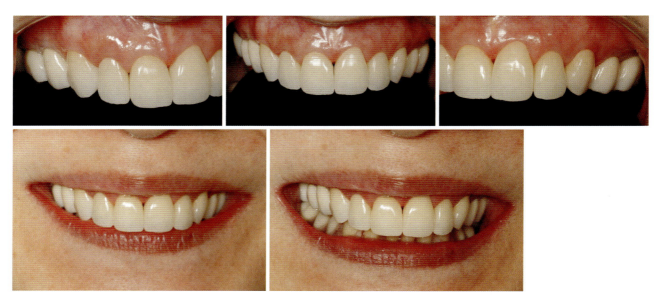

2-109～2-113　ジルコニアセラミック冠の装着直後には正中歯間部にブラックトライアングルを認めた

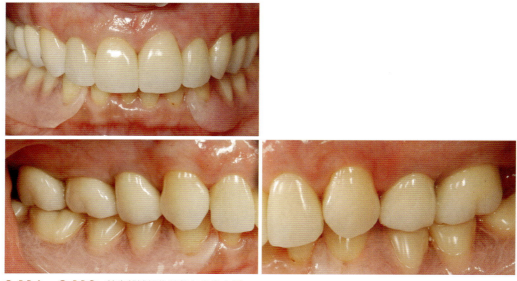

2-114～2-116　前歯部補綴物装着から3カ月

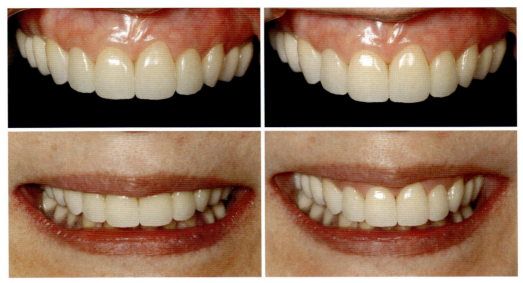

2-117〜2-120 歯間の隙間もなくなり，審美性も良好

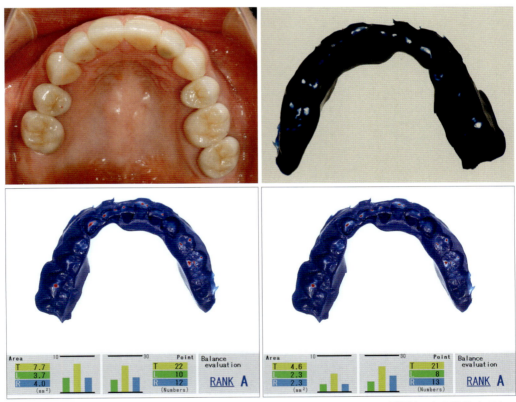

2-121〜2-124 咬合状態を Bite Eye（ジーシー）で確認．30μm と 20μm で計測すると RANK A であった．咬合調整をほとんどせずに良好な結果が出た

　上顎のフルマウスケースを直接法で行ってみたが，診断・治療計画がスムーズに行え，モックアップ，プロビジョナルレストレーションの製作，調整も容易で，フルジルコニアセラミック冠も間接法と変わりない仕上がりで，調整時間も少なくチェアタイムを大幅に減少できた．

Case3：直接法→CAD/CAM 製作（インプラント単独植立）

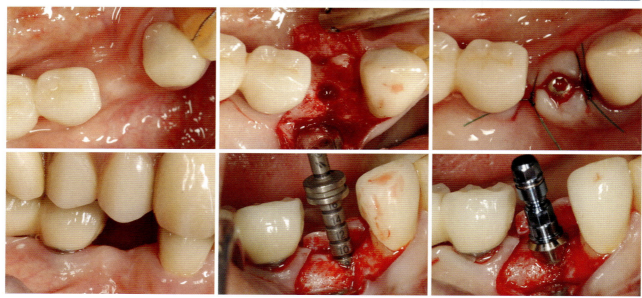

3-1 〜 3-6　|4̄ 相当部にストローマン製インプラントを埋入

インプラント埋入後，口腔内スキャニング

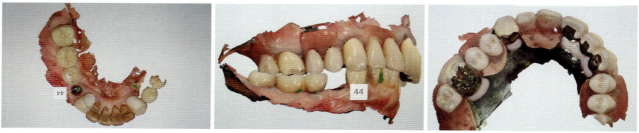

3-7 〜 3-9　インプラント埋入手術から 3 カ月経過後に口腔内スキャナーでスキャニング

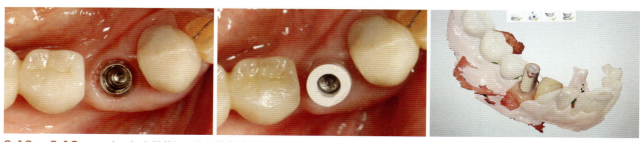

3-10 〜 3-12　scanbody を装着し，その部位だけ再度口腔内をスキャニングする

3Dプリンターにて作業模型を製作（この工程は省略可．精度検証のために製作）

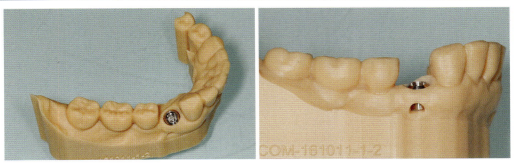

3-13, 3-14 スキャニングしたデータを用いて3Dプリンターで作業模型を製作．上部構造がフルジルコニア冠でモノリシックな構造であるため，作業模型がなくても製作は可能であるが，今回は適合精度の検証のため製作

作業模型上での適合状態の確認

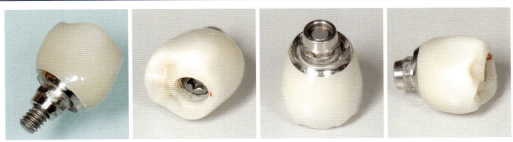

3-15〜3-18 既製のスクリュータイプのアバットメントとフルジルコニアの上部構造体が接着した状態

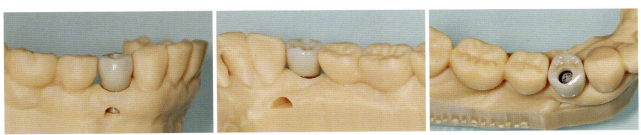

3-19〜3-21 3Dプリンターで製作した作業模型上で試適を行うと，コンタクトの調整をすることなくフルジルコニアの上部構造の適合状態は良好である

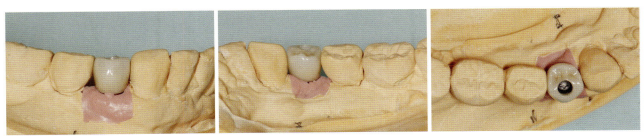

3-22〜3-24 直接法で製作したフルジルコニアのインプラント上部構造は，比較検証のため製作した間接法による作業模型上で試適してみると，コンタクト無調整で適合状態は良好

口腔内での適合状態の試適

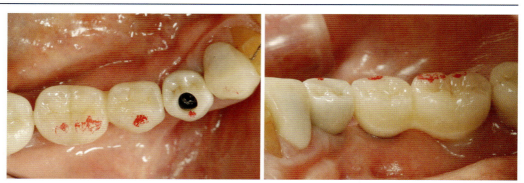

3-25, 3-26 隣接面コンタクトは無調整で装着することができた．また，咬合調整も行わずに良好な咬合接触点が得られた

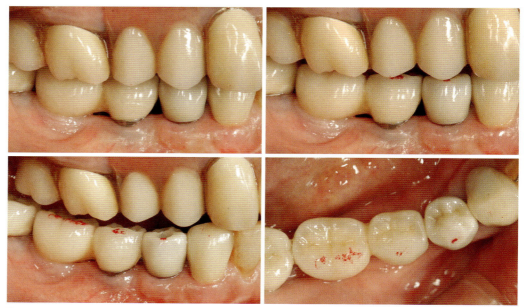

3-27〜3-30 咬合面コンタクトは無調整．インプラント体との適合はPassive fitが得られている．インプラントの単独植立ケースでのフルジルコニア冠の上部構造の製作においては，口腔内スキャナーを用いた手法が通常の間接法による製作手法と比べて作業模型も必要なく簡便である

　インプラントの上部構造の製作を，口腔内スキャナーを用いた直接法で行うと，シリコーン印象による間接法と比べると，明らかにシンプルである．チェアタイムも短く，ストレスを感じない術式である．

Case4：直接法によるインプラントブリッジ製作

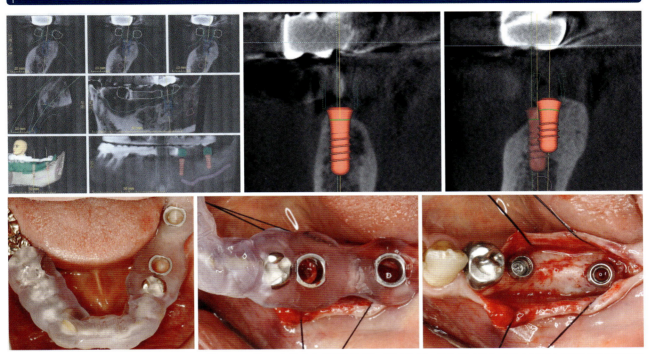

4-1～4-6 62歳，男性．下顎左側欠損部のインプラント治療を希望で来院．CBCTデータとガイドシステムソフトを用いて上部構造を設計．上部構造に見合った埋入位置に，設計したデジタルサージガイドを用いてストローマンインプラントを埋入

口腔内スキャニング

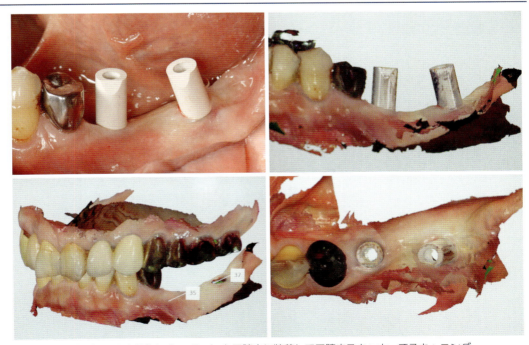

4-7～4-10 埋入3カ月後にScanBodyを口腔内に装着して口腔内スキャナーでスキャニング

3Dプリンターによる作業模型上でブリッジを製作

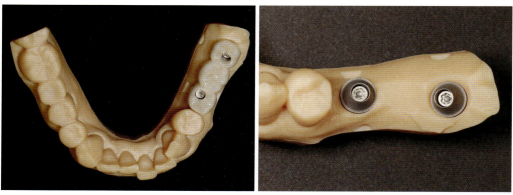

4-11, 4-12 3Dプリンターで製作した作業模型に，スクリューリテインのアバットメントとフルジルコニアブリッジを試適

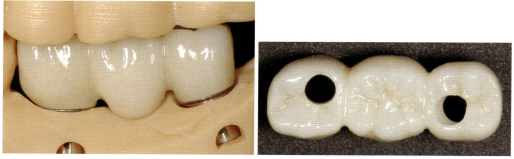

4-13, 4-14 3Dプリンターで製作した模型上では適合状態は良好である

作業模型上での適合状態（この工程は省略可．精度検証のために製作）

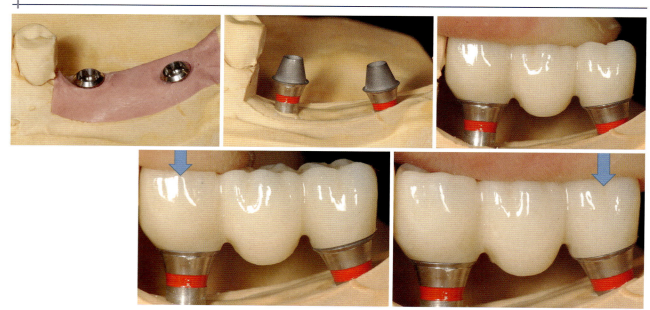

4-15〜4-19 比較検証のため間接法で製作した作業模型上では，近遠心で若干のシーソー状態を認める

口腔内での適合状態

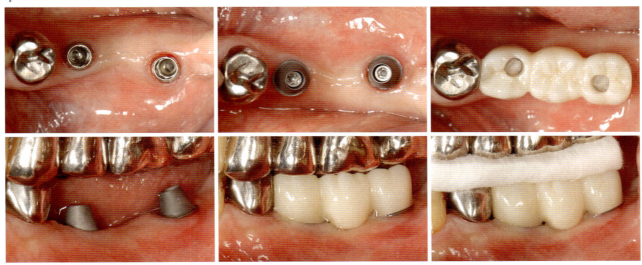

4-20〜4-25 口腔内に既製のアバットメントを装着してフルジルコニアブリッジを試適してから，アバットメントとジルコニアを仮着

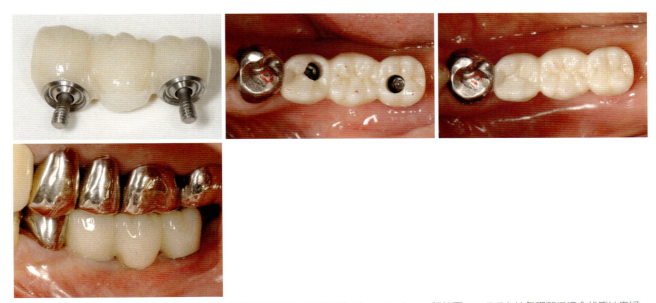

4-26〜4-29 仮着した上部構造を合着して口腔内に装着．咬合調整は行っていない．隣接面コンタクトは無調整で適合状態は良好

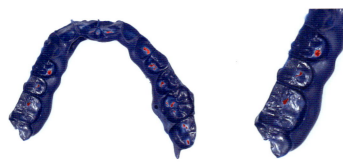

4-30，4-31 良好な咬合状態がブルーシリコーン（ジーシー）で確認できる

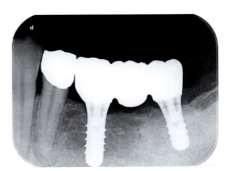

4-32 X線写真で適合の確認．良好な適合が得られている

口腔内スキャナー

Digital Dentistry と口腔内スキャナー

　口腔内スキャナーによるデジタル印象のメリットは，口腔内から直接得た情報で設計・製作が可能なため，精度の高い補綴物が製作できることである．間接法のような模型変形の心配がないために適合の精度が良く，位置ズレが少ない．また，印象採得や作業模型を製作する必要がないことにより，材料や管理・作業労力を減じることができる．

　そしてデータの保存により，いつでも口腔内情報の確認が可能である．さらにオープンシステムであれば，口腔内データを最新のハイエンドなミリング機器や3Dプリンターへ送信して，より精度の高い補綴物の製作が可能である．

　一方で課題は，機器が高価であることと，現状では歯科医院と提携する歯科技工所の受け入れ態勢が不十分で，受け入れ可能な歯科技工所が限られていることである．また，オペレーターの入力ミスによって，不適合な補綴物ができる可能性がある．

・間接法の問題点は，印象採得から模型製作に至るまでに，材料精度のひずみやヒューマンエラーが蓄積されやすいこと

・直接法により製作された補綴物の適合精度，咬合精度は間接法によって製作されたものに劣らない

・直接法のコンタクト調整量は間接法に比べて少ない

・印象採得，模型製作という手間が省けることは，患者・歯科医院・歯科技工所にとっても望まれる

図1　間接法か直接法か

・データ（X線写真，口腔内写真，咬合関係，補綴設計）を保存・共有できる

・材料の消費，廃棄が不要なためエコである

・患者にとって不快な印象採得がなくなる

・技工作業の短縮，歯科医院から歯科技工所への遠隔操作が可能

・補綴物の修正が容易で，同じ補綴物が何度でも製作できる

・オペレーターの入力（マージン設計）によって製作物の適合性に影響を与える

・マージン部のエッジロスへの対応が必要である

・精度の高い口腔内スキャナーは高価である

図2　口腔内スキャナーのメリット・デメリット

一般産業界からの技術移入により，口腔内スキャナーやミリング機器，3Dプリンター等のソフト・ハード性能が飛躍的に向上し，補綴物製作にかかわるシームレスなデジタルワークフローが確立できるようになった．特に口腔内スキャナーが普及すると，一般開業医でのデジタルワークフローを急速に加速させることになるだろう．最近では多くのメーカーが参入してきており，口腔内スキャナーやミリング機器，3Dプリンターが多種多様でオープンシステムになっているものも多い．

　補綴物製作のためにデジタルワークに必要なすべての機器を診療室で揃える必要はなく，診療室には口腔内スキャナーがあり，提携する歯科技工所にミリング機器や3Dプリンター，ファーネスがあって，互いにデータ通信が可能な環境設備を整えればよい．歯科医院では患者データから診断と設計を行い，そのデータをメールで歯科技工所に送信し，互いに情報を共有しながら補綴物製作を進めていくという関係が普及するだろう．

　歯科医院からは間接法で必要であった印象材や石膏，咬合採得材は姿を消し，それに伴う印象材練和作業や石膏注入作業も不要となり，材料コストと労力の削減になる．また医療廃棄物も減少して，環境にもやさしくエコといえよう．

　一方，技工所でも大きく作業環境が変化していくだろう．パソコンやコンピュータ機器に囲まれたデスクワークが多くなり，以前のような汚く暗いイメージが一掃されて"デンタルクリエーター"として歯科技工士がコンピュータを駆使して補綴物の製作を担っていくことになるだろう．口腔内スキャナーの普及は，Digital Dentistryの広がりの起点となり，今後の歯科医療の発展に大きく寄与していくことを確信している．

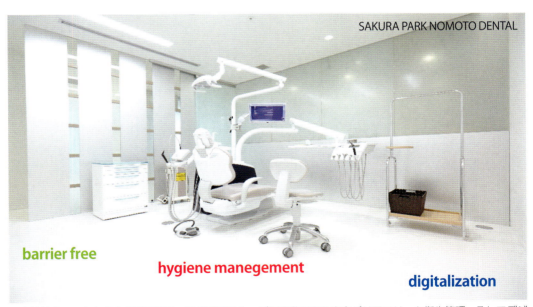

超高齢社会のこれからの歯科医院は，車椅子でスムーズに移動できる完全バリアフリーと衛生管理，そしてデジタリゼーションが必要である

口腔内スキャナーは 3D プリンターの進化で活用の広がりをみせる

　近年の歯科機器のデジタル化は目覚ましい進化を遂げていて，長い間アナログ手法に慣れてきた者にとって戸惑いを感じることがあるかもしれない．しかし，日常生活ではデジタル化された家電機器やスマートフォンの利用など，なくてはならないほど普及している現状がある．

　筆者は 2015 年に『歯界展望』にて，口腔内スキャナーの精度について，直接法と間接法それぞれの臨床実感について論じたが，当時の反応は一部の興味のある人たちに限られ，口腔内スキャナーは，まだ先の話で自分たちには関係のないことだろうという風潮であった[1]．それから 2 年経過し，再び同誌において口腔内スキャナーの臨床と現状について論じた時は，反響も大きくなってきた[2]．2 年間の口腔内スキャナーに関する環境の変化に驚かされるが，現在はさらにその風潮が加速しているように感じている．

　口腔内スキャナーで得られた口腔内のデジタルデータは，多くの用途に利用できることがわかってきた．CAD/CAM 冠がこれだけ普及してくると，口腔内をスキャニングして直接 CAD/CAM で冠を設計・ミリングしてジルコニア冠を製作する直接法はルーティンになるだろう．間接法のように印象採得，石膏模型製作の手間がかからず，製作過程におけるヒューマンエラーや精度エラーが少なく，適合精度も良好である．また，隣接面コンタクト，咬合面コンタクトの精度が従来の間接法と比べると正確で，明らかにチェアタイムを短縮できることを，これまでの臨床経験から実感している．

　さらに 3D プリンターの進化は，口腔内スキャナーデータの活用にさらなる進展をもたらしている．

　3D プリンターで作られた作業模型を用いることで，より精巧な補綴物の製作が可能になってきている．再現精度が向上してきた 3D プリンター模型上で WAX UP を行い鋳造冠の製作やプレスセラミック冠の製作も可能である．

　矯正用アライナーの製作やインプラント埋入時のデジタルサージカルガイドの精度向上にも，進化した 3D プリンターが役立つようになってきている．さらに，金属粉末積層造形システムの 3D プリンターを用いて，金属冠や金属床のメタルフレームの製作も可能で，臨床に用いられてきている．

　ここでは，現在当医院の臨床で実際に行っている，口腔内スキャナーデータを用いた Digital Dentistry について臨床例を提示して，考察していきたい．

3Dプリンターのラインナップと使い分け

現在，歯科技工で使用されている3Dプリンター機器は最小積層ピッチの安定性や再現精度により数十万円から数千万円のものまで幅広く，数十種類が存在する．当医院では求められる精度を基準に，3種の機器を指定して使い分けている（図1，2）．

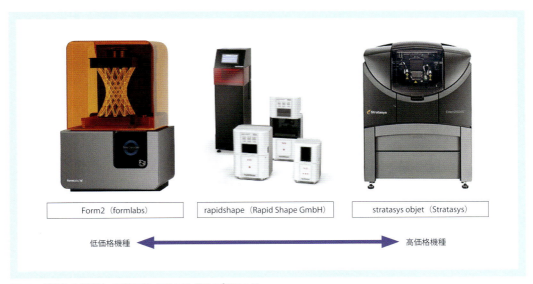

図1　当院で指定して使用している3Dプリンター

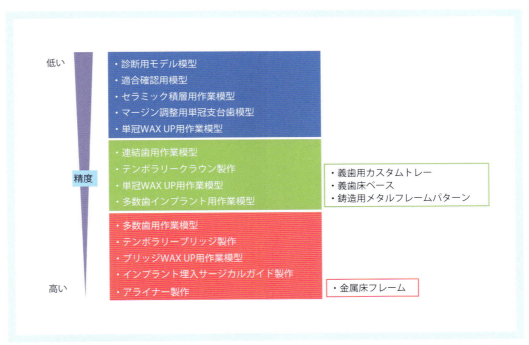

図2　精度による3Dプリンターの使い分け

1) 野本秀材．口腔内スキャニングによる直接法CAD／CAM冠の適合精度，咬合精度．歯界展望．2015；126（3）：517-531．
2) 野本秀材．口腔内スキャナーがDigital Dentistryを加速させる．歯界展望．2017；130（3）：425-452．

3Dプリンターの精度検証

3Dプリンターに関する精度を比較検証したParkらの論文[1]によると，3種類の3Dプリンターで製作した各10個の標本について体積変化を統計解析ソフトウエアで解析した結果，異なる種類の3Dプリンター間で体積変化に有意差（P＜0.05）がみられた．これはプリンター機種によって精度の差があることを示している（**図1**）．

Three-dimensional comparative study on the accuracy and reproducibility of dental casts fabricated by 3D printers.
Park ME, Shin SY. J Prosthet Dent. 2018.

【方法・結果】
従来法（ST）および3種類の3Dプリンターで製作（PO，DL，DU）した各10個の標本について，体積変化を統計解析ソフトウエアで解析

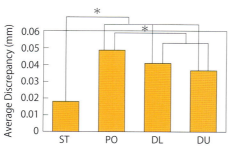
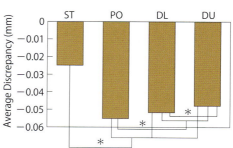
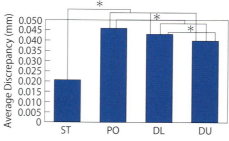

【結論】
- 従来の方法と3Dプリンターで行ったキャストの体積変化は異なっていた．従来のキャストは3Dプリントキャストよりも体積変化が小さかった
- 異なる種類の3Dプリンター間でも，有意差（P＜0.05）がみられた
- 従来の金型製造方法は，3Dプリンターよりも信頼性が高い

図1 3Dプリンターの精度に関する報告①

Jinらの論文[2]によると，レプリカモデルを用いた三次元解析ソフトウエアを用いた*in vitro*の実験結果において，石膏模型とポリマー材模型では，ポリマーモデルのほうが石膏模型より統計学的に有意に，より良好な精度を示した（$p < 0.05$）．その結果から，ポリマー材料を用いた歯科用レプリカモデルは，臨床使用に十分な精度を示したという結論に至っている．

　また，3Dプリンターで製作した作業模型の精度が高ければ，模型上でWAX UPを行ってPGA鋳造冠やe.max press冠を製作することが可能である．実際に3Dプリンターとミリング，ハンドメイドで製作されたセラミックのパターンがどれほどの精度なのかを実験した論文[3]では，臨床的に問題のない精度を有しているとの評価が得られている（図2）．

　今後は，ハンドメイド，ミリングに加えて，3Dプリンターで製作したセラミック冠の開発も期待される．

Marginal and Internal Gap of Handmade, Milled and 3D Printed Additive Manufactured Patterns for Pressed Lithium Disilicate Onlay Restorations.
Revilla-Leon M, Olea-Vielba M, Esteso-Saiz A, Martinez-Klemm I, Ozcan M. Eur J Prosthodont Restor Dent. 2018.

【方法・結果】
　大臼歯に形成した模型を用いて，ハンドメイド（HM），ミリング（ML），3Dプリンター（AM）の3つの方法でそれぞれ4標本の二ケイ酸リチウム冠を製作し，辺縁適合と内部適合の隙間を60カ所，合計1,440回測定

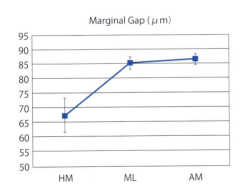
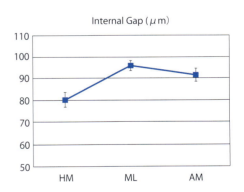

【結論】
・ハンドメイドは他の方法と比べて統計的有意に隙間は小さかった
・ミリングと3Dプリンターでは統計的な有意差はないが，有意に3Dプリンターのほうが隙間は小さかった
・しかしながら，3つの方法とも，臨床的に許容される隙間であった

【臨床的意義】
　二ケイ酸リチウム修復において，3つの方法はすべて実行可能な選択肢であるが，従来のハンドメイドが依然として最良の辺縁，内部適合性が得られた

図2　3Dプリンターの精度に関する報告②

3Dプリンター模型でPGA鋳造冠を製作

現在，ジルコニアを主体としたCAD/CAM冠は臨床の場で多く普及しているが，症例によっては鋳造金属冠を使用している臨床家も多い．筆者も過度の咬合力やブラキシズムを抱える患者，大臼歯部においては鋳造金属冠にすることが多い．また，e.max冠などはミリング法ではなくプレス法を採用しているため，口腔内スキャナーを用いた3Dプリンター模型上で，鋳造冠やプレス冠が間接法と変わらない精度で製作できるか臨床検証を行っている．

大臼歯部にはPGA鋳造冠を装着することが多いが，直接法で製作した模型で精度の高い鋳造冠ができるか検証してみた．直接法のデータで3種類の3Dプリンター作業模型を製作し（図3），それぞれの作業模型上でWAX UPを行いPGA鋳造冠を製作した（図4〜6）．さらに，stratasys objetを用いてe.maxプレス冠を製作した（図7）．

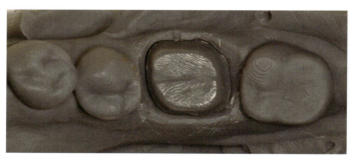

Form2（formlabs）
表面は縞模様が目立つが，段差があるわけではなく，模型表面はスムーズである

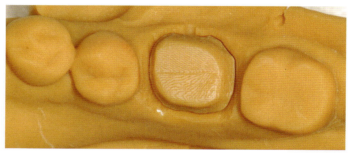

rapidshape（Rapid Shape GmbH）
表面の縞模様は若干認めるが，滑らかかつクリアで再現性が高いように感じる

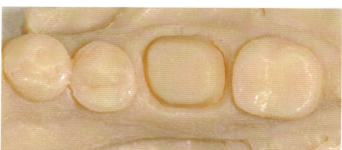

stratasys objet（Stratasys）
模型の表面は石膏模型と類似しており，3Dプリンター特有の縞模様が他の機種で製作したものと比べると少ないようにみえる．しかし他の模型と比べて精度が高いかどうか，目視で判別はできない

図3　3種の3Dプリンターで製作した大臼歯単冠症例

Form2

　3機種のなかでは最安価な機器で，価格は100万円以内である．作業模型の表面は注意すると積層の模様が見えるが，表面は滑らかである．

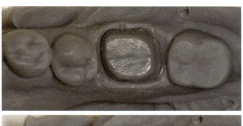
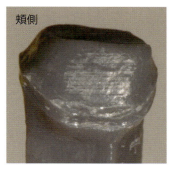
頬側
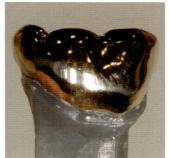
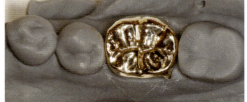
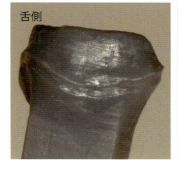
舌側
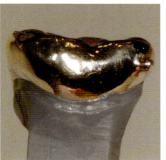
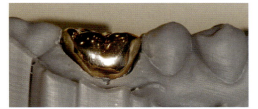

3Dプリンターによる作業模型上で製作したPGA冠

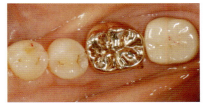
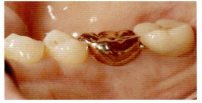
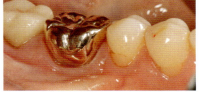

口腔内に試適するとコンタクトがきつく，浮き上がりを認める．患者が違和感を訴えた

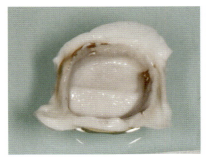
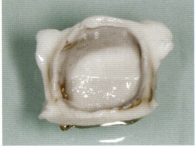
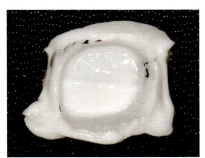

フィットチェッカーは厚みがあり，フィットしていない

図4　Form 2を使用してPGA鋳造冠を製作

rapidshape

　この機種は中価格機種で，価格は 300 万〜500 万円程度である．できあがった作業模型の表面は滑らかで，最高価格機種と見た目は変わらないように見える．

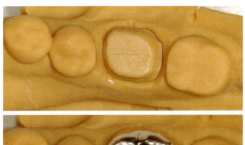
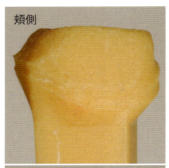
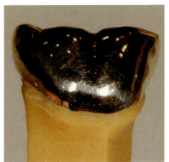
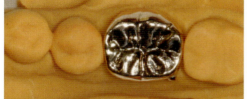
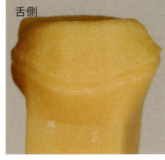
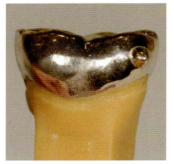
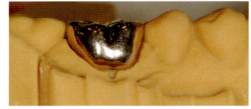

3D プリンターによる作業模型上で製作した PGA 冠

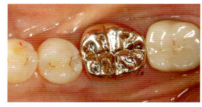
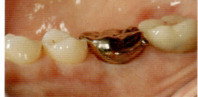
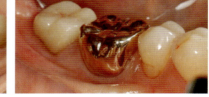

口腔内に試適するとややきついが，コンタクト無調整で装着できた

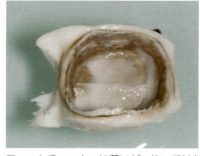
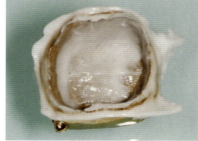
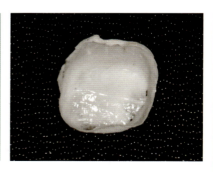

フィットチェッカーは薄いが，均一ではない

図 5　rapidshape を使用して PGA 鋳造冠を製作

stratasys objet

　この3Dプリンターは現在，最高価格の機種である．価格は5,000万円を超えるものもある．できあがった作業模型を見ると，表面が硬くしっかりした感じがする．

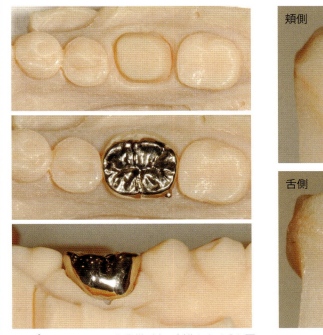
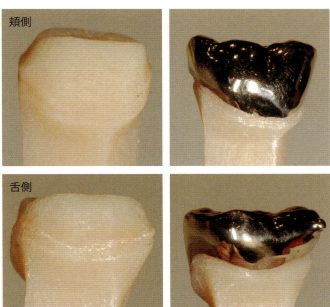

3Dプリンターによる作業模型上で製作したPGA冠

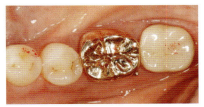
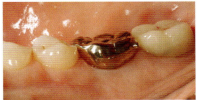
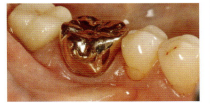

口腔内に冠を試適すると，コンタクトは無調整でjust fitした．患者の装着感も，他と比べて違和感がなく良好であった

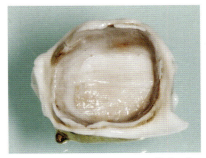
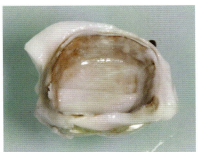
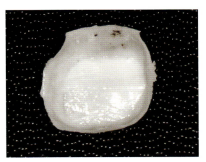

フィットチェッカーの厚みは，薄くて均一であった

図6　stratasys objetを使用してPGA鋳造冠を製作

stratasys objet（e.max press 冠）

e.max 冠はプレス法で製作することが多いため，最高価格機種で製作した作業模型で e.max press 冠を製作した．

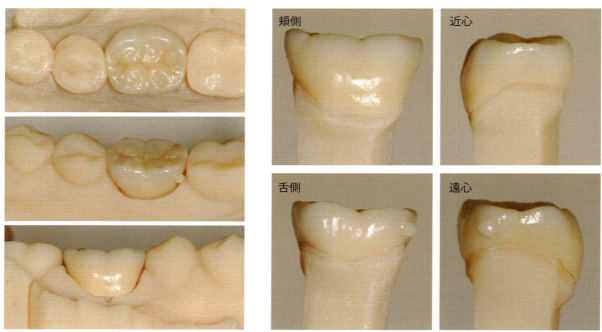

3D プリンターによる作業模型上で製作した e.max press 冠

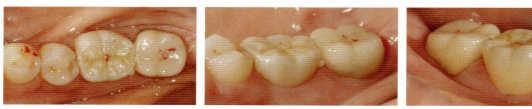

口腔内に試適するとコンタクト無調整で just fit した

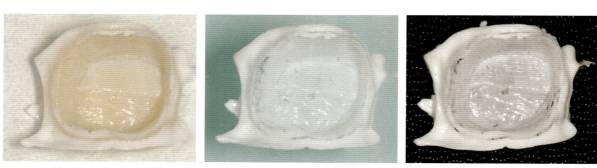

フィットチェッカーでは薄く，均一な厚みであった

図7　stratasys objet を使用して e.max press 冠を製作

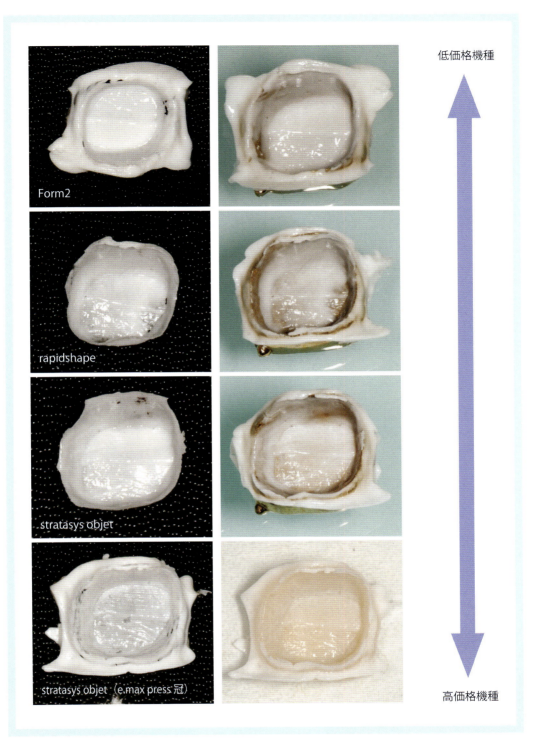

図8 3Dプリンター模型で製作したPGA冠，e. max press冠の内面適合の比較

　3種類の3Dプリンター模型で製作したPGA冠やプレス冠の内面適合についてフィットチェッカー（ジーシー）を用いて比較してみると，機器の価格順に被膜精度が高く，また口腔内でのコンタクトの状態も最高価格機種の模型が明らかに良好であった．これらのことから，最高価格機種の3Dプリンターで製作した作業模型は口腔内に最も近い状態であり，この作業模型で製作した鋳造冠やe.max冠は，日々の臨床に十分使用できると考える（図8）．

3Dプリンター模型で連結金属鋳造冠を製作

直接法のデータで製作した3Dプリンター模型上で製作した鋳造冠は精度が高いことがわかったが，連結冠においても臨床で応用できる精度であるか検証した（図9〜13）．

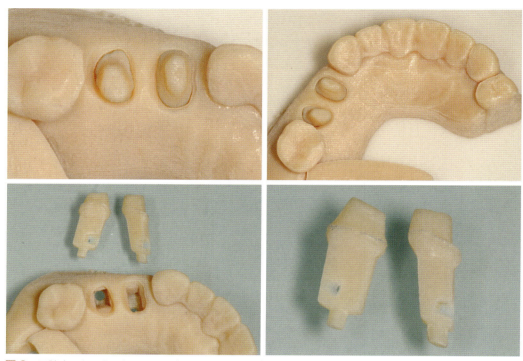

図9 口腔内スキャナーを用いて口腔内をスキャニングしたデータで3Dプリンター模型（stratasys）を製作した．スキャニングは間接法で行われているJトレーによる印象採得と同様に，反対側の小臼歯まで行っている．作業模型は支台歯可撤式の模型で，マージンラインも明確である

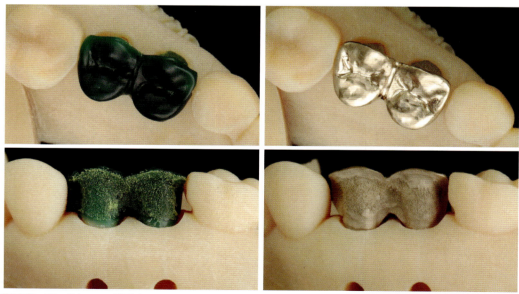

図10 3Dプリンター模型上でWAX UPを行い，鋳造したPGA連結冠を作業模型に試適した状態

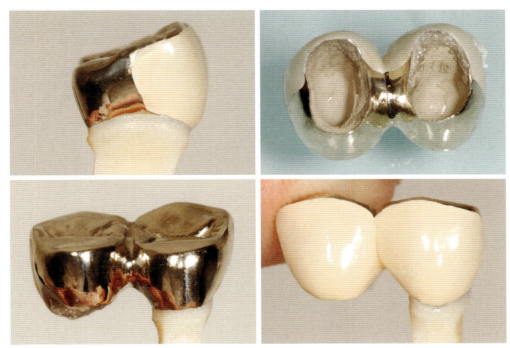

図11 PGA連結鋳造冠を3Dプリンターの支台歯模型に試適・調整してみると，適合が良好であることを確認できた

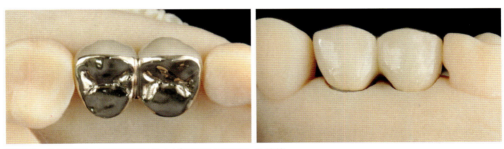

図12 作業模型上で前装部を仕上げ研磨後に試適した状態

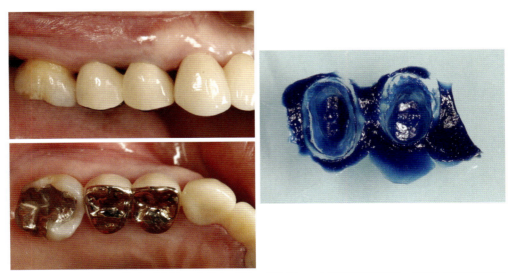

図13 連結鋳造冠を口腔内に試適してみると，スムーズなフィット感で装着できた．内面と隣接面のコンタクトは無調整で装着することができた．内面適合をフィットチェッカーで確認すると，良好な適合が得られている．今回，連結冠においても単冠と同様に臨床応用が可能であることがわかった

直接法による鋳造冠/e.max press 冠のワークフロー

　口腔内スキャナーによるデジタルデータを活用するためには，CAD/CAM 冠のみならず，鋳造金属冠やセラミックプレス冠（e.max press）の製作が可能なアナログの工程を含んだワークフローも確立していなければならない（図14）．

　次項では，さまざまな場面での 3D プリンターの活用の実際を紹介する．

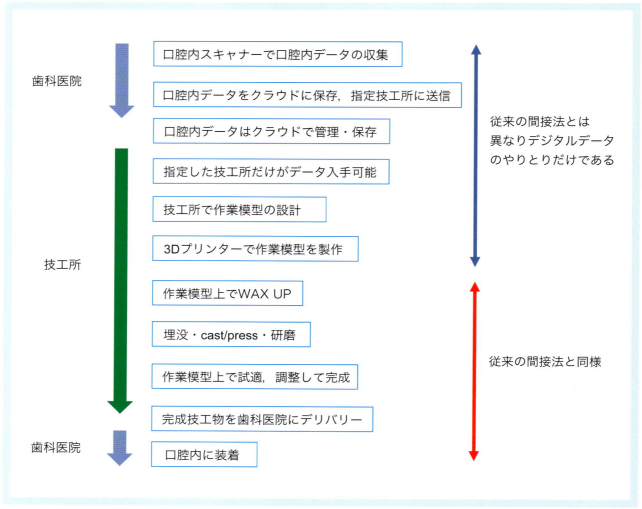

図14　直接法による鋳造冠/e.max press 冠のワークフロー

1) Park ME, Shin SY. Three-dimensional comparative study on the accuracy and reproducibility of dental casts fabricated by 3D printers. J Prosthet Dent. 2018；119（5）：861.
2) Jin SJ, Kim DY, Kim JH, Kim WC. Accuracy of dental replica models using photopolymer materials in additive manufacturing：in vitro three-dimensional evaluation. J Prosthodont. 2019；28（2）：e557-e562.
3) Revilla-Leon M, Olea-Vielba M, Esteso-Saiz A, Martinez-Klemm I, Ozcan M. Marginal and internal gap of handmade, milled and 3D printed additive manufactured patterns for pressed lithium disilicate onlay restorations. Eur J Prosthodont Restor Dent. 2018；26（1）：31-38.

Column ② 口腔内スキャニングデータから鋳造冠を製作

　口腔内をスキャニングしたデータを用いてモデリングを行い，WAXブロックをミリングしてWAXパターンを製作，埋没し，鋳造冠を製作する方法である．

　口腔内スキャニングデータを用いて3Dプリンター作業模型を製作し，その作業模型でWAX UPを行い埋没して鋳造冠を製作する方法と比べると，WAX UPという工程がないことと，作業模型を製作しないですむという利点がある．

スキャニングデータ モデリング WAXブロックのミリング WAXパターンの埋没，鋳造

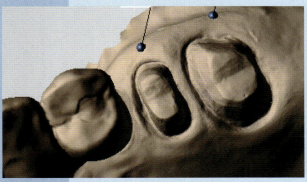
口腔内のスキャニングデータ

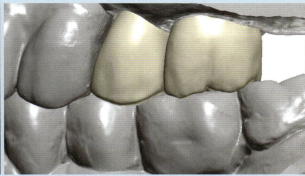
モデリング

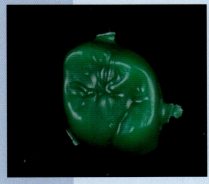
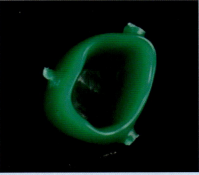
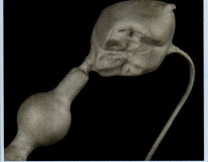
WAXブロックからミリングされたWAXパターン

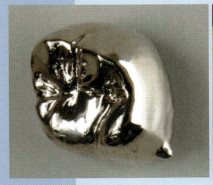
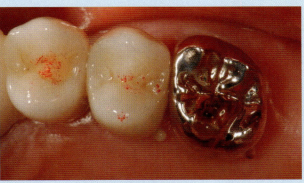

埋没，鋳造して完成した鋳造冠を口腔内に試適すると，無調整で装着できた．内面適合性は，ブルーシリコーンで調べると，やや粗面である

3Dプリンターの進化と口腔内スキャナー

3Dプリンターのさまざまな場面での活用

　口腔内スキャナーで得られたデータは3Dプリンターの進化によって，さまざまな場面に応用が可能になってきている．3Dプリンターを使い分けることによって，樹脂模型の製作，テンポラリー冠，鋳造用パターン，矯正用アライナー，サージカルガイドの製作，金属冠や金属床フレームなどの製作が可能である（図1，2）．

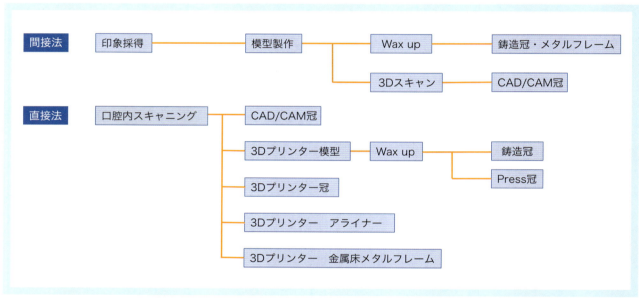

図1　技工物製作のフローと3Dプリンター

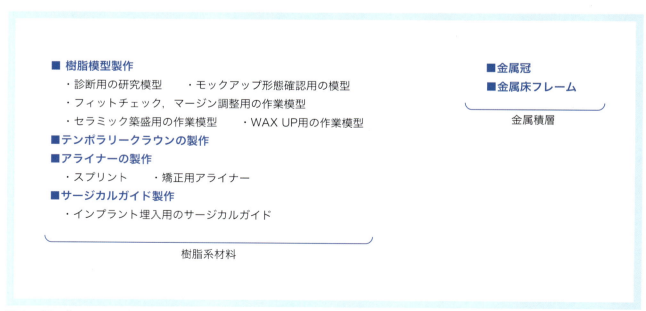

図2　3Dプリンターの活用用途

モックアップ模型

口腔内スキャナーで得たデータを用いてモックアップを行い，3Dプリンター模型を製作する．模型は歯列模型とモックアップした補綴物の模型を同時に製作できる（1-1〜1-7）．これらを実際に手にとって形態を確認したり，口腔内に試適して状態を確認し，最終補綴物に反映することができる．また，樹脂の色を白くすれば，プロビジョナルレストレーションとしての使用が可能である．

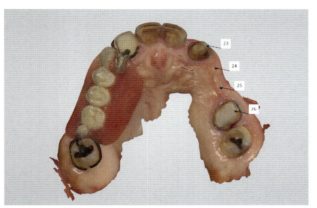 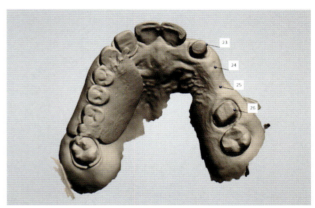

1-1, 1-2 ③４５⑥ブリッジを製作予定で，口腔内スキャナーを用いてスキャニングしたデータ

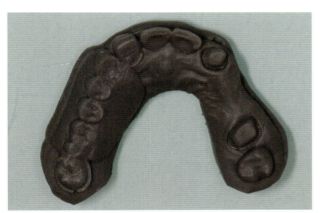 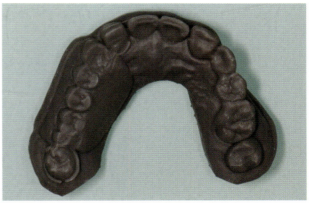

1-3, 1-4 口腔内スキャニングデータから，3Dプリンターで作業模型を製作（1-3）．さらに設計ソフト上でブリッジ形態のモックアップを行い，3Dプリンターでブリッジを製作し作業模型で試適を行っている（1-4）

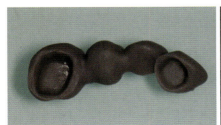 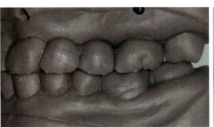 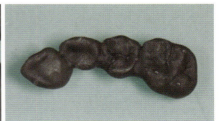

1-5〜1-7 この3Dプリンターで製作した樹脂製のブリッジは口腔内に試適して，形態や咬合状態の確認ができる．また，白色樹脂を用いて製作すればテンポラリーブリッジとして利用が可能である

支台歯作業模型

　フルジルコニア冠のマージン調整のために支台歯作業模型を3Dプリンターで製作して調整用に使用する（**2-1〜2-8**）．CADはジルコニア冠を設計するとき，STLデータを用いてモデリングを行うため，マージン部にエッジロスが生じやすく，その補償のためにマージン部に厚みが必要となる[1]．また，ナイフエッジに近い形成においても，ジルコニア冠はミリング時，マージン部に一定の厚みがないと，チッピングが生じる可能性がある．それらの理由から，ミリング後に適正なマージン部の調整が必要となるため，支台歯作業模型が必要である．

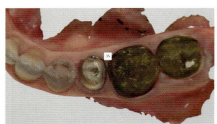
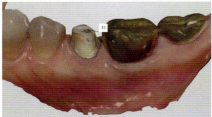
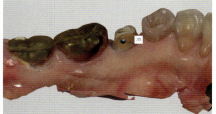

2-1〜2-3 下顎左側小臼歯のジルコニア冠製作のために口腔内スキャナーを用いてスキャニングしたデータ

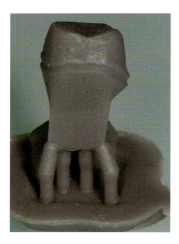

2-4 3Dプリンターで製作した支台歯作業模型．口腔内スキャナーでスキャニングしたデータを用いれば1歯から作業模型の製作が可能である．症例によって歯列全体の模型が必要なければ，このように必要な部分だけの模型製作をすることで無駄が省け，材料の消費や廃棄を少なくすることができ，エコで環境にもやさしい

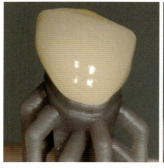
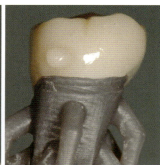
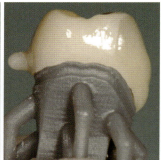
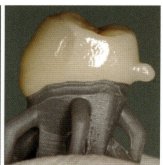

2-5〜2-8 ジルコニア単独冠において，通常歯列模型まで必要ないが，ジルコニア冠のマージン調整のために支台歯の模型は必要である．正確な適合を得るには，3Dプリンターで製作した支台歯模型上でのマージン部の繊細な調整を行う必要がある．調整を終えジルコニア冠を支台歯模型に試適した状態の側面観

3Dプリンターで製作した支台歯作業模型で調整しジルコニア冠が完成する（2-9，2-10）．歯列模型は製作していないので，咬合面コンタクトや隣接面コンタクトの調整は口腔内に試適するまで行うことはない．はじめは，口腔内に試適するまで歯列模型がないことに不安感を抱くかもしれないが，症例を重ねていくうちに，歯列模型がなくても問題ないことがわかる．

　口腔内スキャナーで得られたデータを用いて設計，製作したジルコニア冠を口腔内に試適すると，内面調整や隣接面コンタクトを調整することなくスムーズに装着することができた（2-11～2-14）．また，咬合面コンタクトについても無調整で装着することができた．これらのことから，ジルコニア単冠のケースでは歯列模型や対合歯列模型は必要なく，マージン調整のための支台歯作業模型さえあれば十分である．

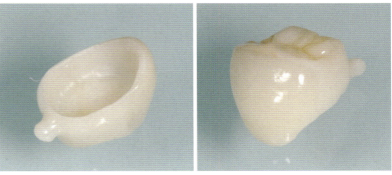

2-9，2-10　3Dプリンター作業模型で調整し完成したジルコニア冠

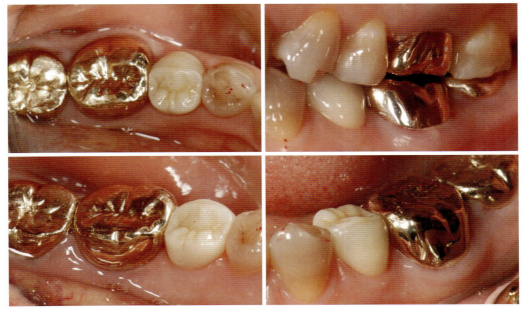

2-11～2-14　ジルコニア冠を口腔内で試適，装着した状態

歯列模型（連結冠，ブリッジ）

ブリッジや連結冠など，位置関係の確認が必要なケースでは，支台歯の模型だけではなく歯列模型が必要である．直接法で製作したCAD/CAM連結冠やブリッジなどの位置関係や適合を歯列模型で試適してマージンの調整を行う（3-1〜3-22）．

ブリッジは単冠よりも精度が求められる．口腔内スキャナーのスキャニング法にもエラーを少なくする工夫が必要である．アンダーカットのない支台歯形成と支台歯のマージンラインが鮮明に読みとれるように圧排を行う．

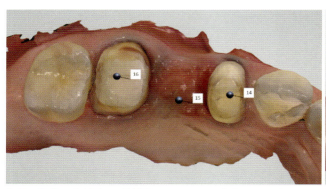 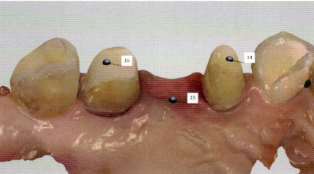

3-1，3-2 咬合面，口蓋側面のスキャニングデータ．画像から圧排糸が挿入されるマージンラインが鮮明に確認できる

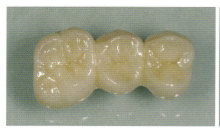 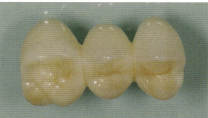 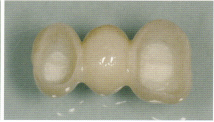

3-3〜3-5 完成したジルコニアブリッジ（咬合面，頬側面，内面）

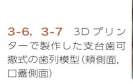 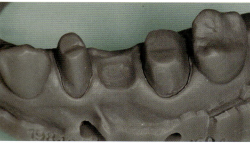 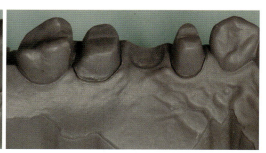

3-6，3-7 3Dプリンターで製作した支台歯可撤式の歯列模型（頬側面，口蓋側面）

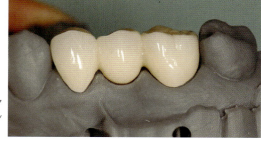 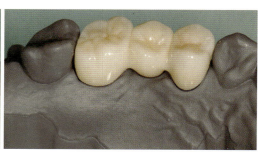

3-8，3-9 ジルコニアブリッジを3Dプリンター模型に試適

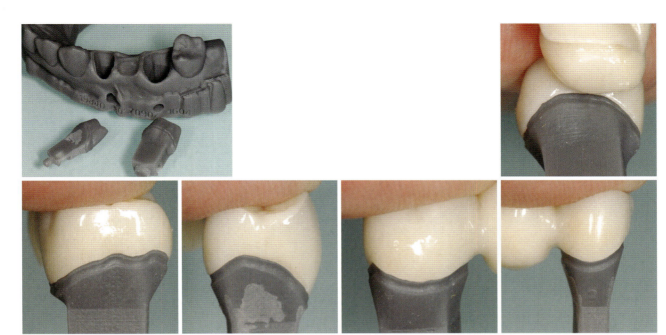

3-10〜3-15　3Dプリンター模型でジルコニアブリッジのマージン調整を行う

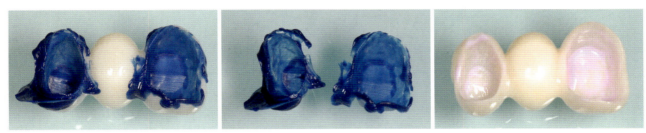

3-16〜3-18　口腔内に試適した後，ブルーシリコーンで内面の適合をチェック．内面に唾液タンパク溶解剤を塗布

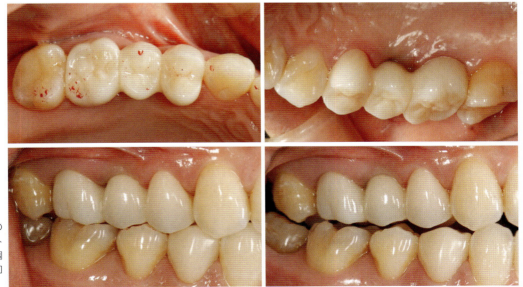

3-19〜3-22　内面の調整，隣接面コンタクトや咬合面コンタクトの調整は一切行うことなく口腔内に装着

歯列模型（歯肉縁下マージン）

マージンの設定が歯肉縁下深いケースでは，口腔内で適合状態を確認することが難しく，適合に不安を感じることがある．このようなケースでは，支台歯作業模型だけではなく，歯肉縁下の状態が目視できる歯列模型が必要である（4-1〜4-19）．

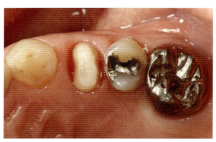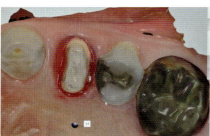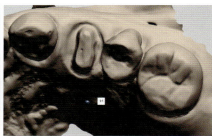

4-1〜4-3　上顎小臼歯部の口腔内写真と，口腔内スキャニングデータのリアル画面と模型様画面

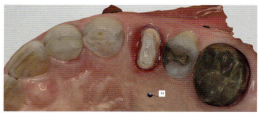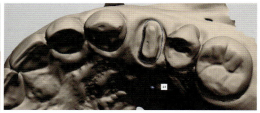

4-4，4-5　歯肉縁下深いためマージンラインを画面上で記入した状態

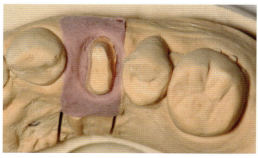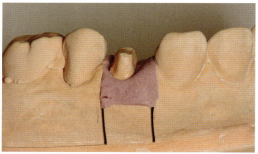

4-6，4-7　検証のために間接法の模型を製作して直接法の模型と比較した

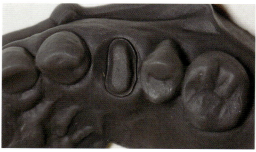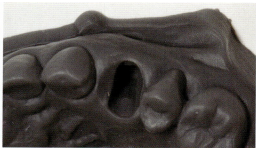

4-8，4-9　3Dプリンター模型は間接法の模型と比べて分割することなく支台歯を取り出すことができるため，歯肉形態に傷がつかない．口腔内スキャナーの弱点である歯肉縁下のマージンラインの読みとりは，たとえ1歯のケースでも歯列模型を製作して，マージンラインと歯肉縁下形態を把握し，マージン部のフィット精度を上げることと，サブジンジバルカントゥアの形態調整が必要である

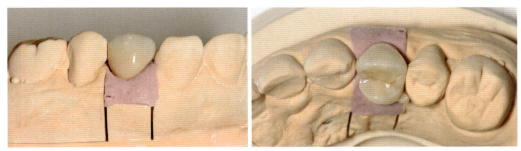

4-10, 4-11 完成したジルコニア冠を間接法のガム模型と3Dプリンター模型に試適して比較してみる．まず，完成したジルコニア冠を間接法の模型に試適してみると，ガム模型の弾力で戻される

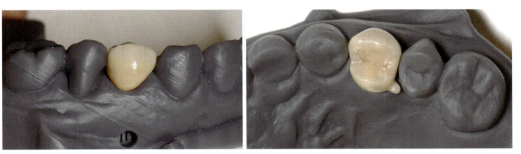

4-12, 4-13 完成したジルコニア冠を3Dプリンター模型に指摘してみると，歯列模型に収まるものの，ややきつい

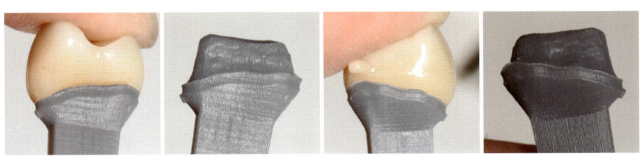

4-14〜4-17 支台歯作業模型でマージンの調整を行う

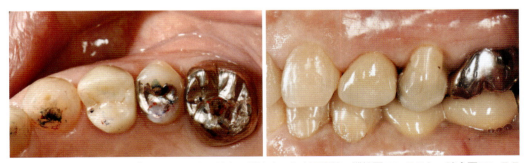

4-18, 4-19 完成したジルコニア冠を口腔内に試適すると内面調整，隣接面コンタクト，咬合面コンタクトの調整を行うことなく適合した

歯列模型（セラミック前装）

　直接法で製作したジルコニア冠にセラミックを前装する場合は，歯肉形態が確認できる歯列模型が必要である．ジルコニア冠のマージン調整を行い，口腔内で試適した後にセラミックの積層を行い，歯列模型上で形態を修整する（5-1〜5-12）．

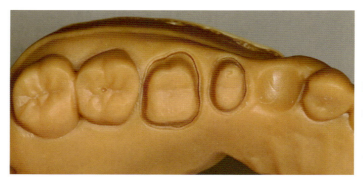

5-1　咬合が不安定なロングスパンブリッジケースでは作業模型の精度が高いほうが安心してマージン調整やセラミック築盛作業ができる．この作業模型は中価格機種の3Dプリンター（rapidshape）で製作している

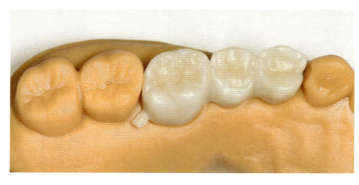

5-2　ミリングしたジルコニアブリッジのフレームを作業模型に試適

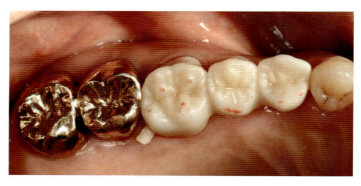

5-3　ミリングしたジルコニアブリッジのフレームを口腔内に試適して，適合，隣接面コンタクト，咬合面コンタクトをチェックする

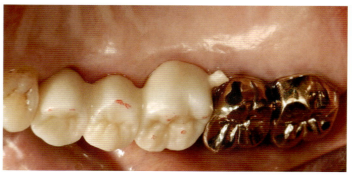

5-4　口腔内で試適して咬合状態を確認した後にセラミックの築盛を行った

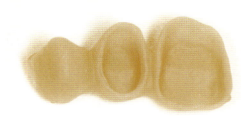 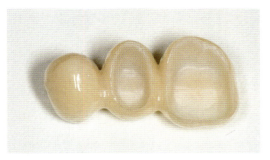

5-5 3Dプリンターで製作したテンポラリーブリッジ

5-6 セラミックを前装したジルコニアベニアブリッジ

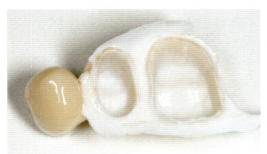 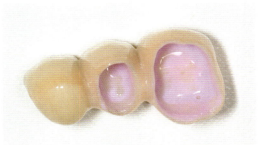

5-7 冠の内面をフィットチェッカーで確認

5-8 口腔内装着前に唾液タンパク溶解剤の塗布

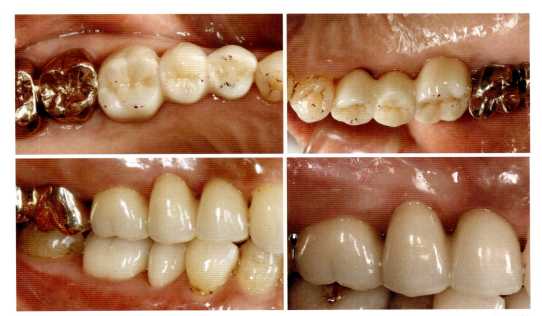

5-9〜5-12 完成したジルコニアベニアセラミックブリッジを口腔内に装着．隣接面コンタクトや内面調整は必要なかったが，咬合調整が必要であった．咬合関係が不安定なケースでは咬合調整が必要なことがある

1）山本　眞．CAD／CAMシステムによるマージンの適合性問題への挑戦—「エッジ延長法」による支台歯スキャンの理論と効果—．QDT．2017；42：28-63．

3Dプリンターの進化と口腔内スキャナー

3Dプリンターのさらなる可能性

ミリングから3Dプリンターの時代へ

現在，3Dプリンターは航空機の部品や宇宙分野にも用途が広がり，世界中で国をあげて開発に取り組んでいる．日本でも国家プロジェクトとして装置や金属粉の開発に取り組んでいる．歯科業界において，樹脂を用いた3Dプリンターは多くの種類があり，認知されているが，金属も同じように積層造形が可能になってきている．ミリングにより製作したジルコニア冠や金属冠は一般開業医における臨床に普及しているが，3Dプリンターで製作した金属冠や金属床の認知度は低い．しかし，ミリング機器と比べて，同時に400ケース以上の冠やブリッジを製作可能な3Dプリンター（金属粉末積層造形システム）の優位性は大きい（図1，2）．

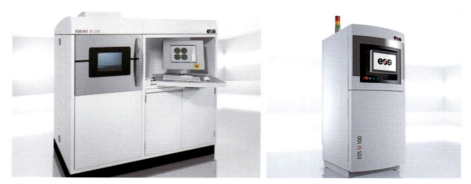

図1　独EOS社製ハイエンド3Dプリンター（金属粉末積層造形システム）
左：EOSINT M 270 Dental
右：EOS M 100 Dental（EOSINT M 270 Dentalと同等の造形品質を維持した小型モデル）

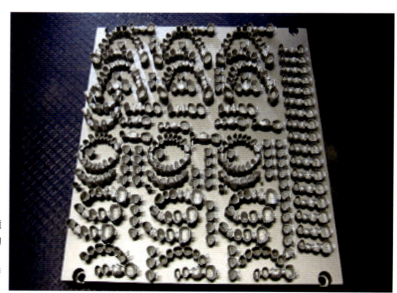

図2
1ジョブあたりの最大造形可能ユニット数：約450ユニット
1ジョブあたりの造形時間：約20時間

3Dプリンターで製作したCo-Cr冠

　間接法で製作した模型をスキャニングして3Dプリンター冠を製作するのではなく，直接口腔内スキャナーで得たデータを用いて，3Dプリンター（金属粉末積層造形システム）でCo-Cr冠を製作してみた．口腔内に試適すると内面調整やコンタクト調整することなくスムーズに装着することができた（1-1〜1-11）．装着感はミリングして製作した金属冠に近いと感じた．模型を介することなく製作され，口腔内に試適するまで適合がわからないのはミリング法と同じである．もちろん3Dプリンターで作業模型を製作して試適することは可能である．今回は間接法で製作した作業模型で試適を行った．

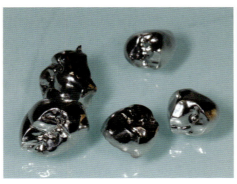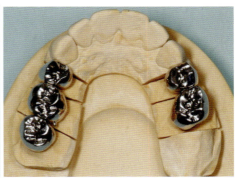

1-1，1-2 口腔内スキャナーデータを用いて3Dプリンターで製作したCo-Cr冠を間接法の作業模型に試適してみると，支台歯には入るがコンタクトはきつくて浮き上がる

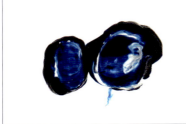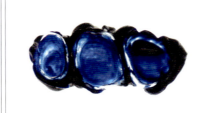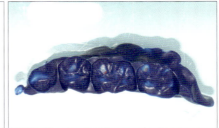

1-3〜1-5 内面の適合をブルーシリコーンで評価すると厚みにばらつきがあった．咬合状態は良好である

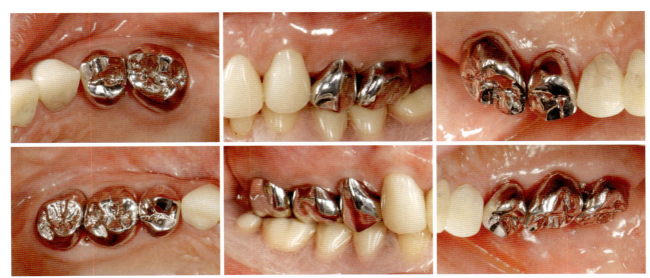

1-6〜1-11 口腔内に冠を試適すると内面や隣接面コンタクトの調整を行うことなくスムーズに装着できた

3Dプリンターで金属床のメタルフレームを製作

　口腔内を口腔内スキャナーでスキャニングする直接法と口腔内を従来の方法で印象採得する間接法の両方の方法を用いて金属床の局部床義歯を2個同時に製作した（2-1〜2-15）（金属床の製作は和田精密歯研株式会社のご厚意による）．印象採得について患者からは，直接法のほうが痛みや息苦しさがなく楽であるという評価を得た．一方間接法については，トレーが当たって痛みがあり，硬化している間も息苦しく辛かったという評価を得た．

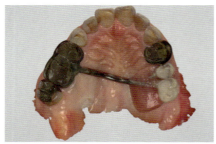 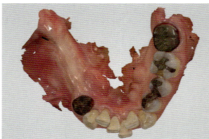 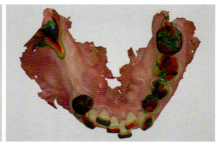

2-1〜2-3　口腔内をスキャニングしたデータ．石膏模型と違ってカラーで認識できるため軟組織の状態も評価しやすい

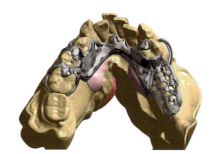 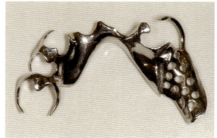 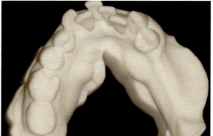

2-4〜2-6　口腔内スキャニングデータで金属床フレームの設計を行い，3Dプリンターでフレームと作業模型を製作した

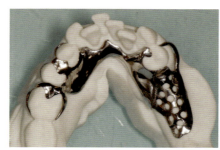 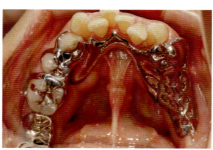 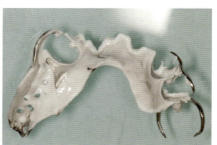

2-7〜2-9　3D模型への試適，口腔内での試適，フィットチェッカーによる内面状態のいずれも適合は良好

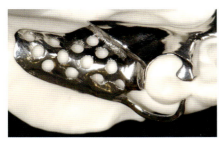 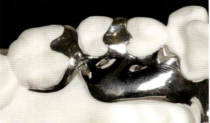 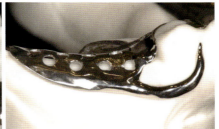

2-10〜2-12 3Dプリンター模型でのメタルフレームの適合状態

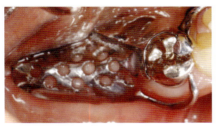 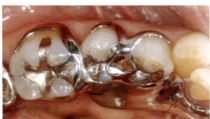 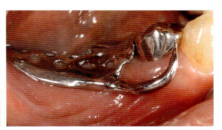

2-13〜2-15 口腔内でのメタルフレームの適合状態

　直接法で製作した金属床のフレームを口腔内で試適すると，無調整で装着できた．無理のない適度な摩擦を感じながら着脱が可能でpassive fitであり，歯の移動を伴うような摩擦抵抗は認めなかった．間接法で製作した鋳造床フレームを試適すると，挿入時の摩擦抵抗が大きく，歯の移動を伴った装着感を感じた．

　患者自身の装着感を聞いてみると同様であった．直接法で積層して製作したフレームの装着感は，歯を締め付けるような感覚はなく，スムーズに装着できたとのこと．一方，加圧印象となる間接法で製作した鋳造床フレームを装着してもらうと，装着時に，歯が締め付けられるような感覚があり，着脱がきついと感じていた．

　さらに，咬合状態を確認すると，咬合面レストの咬合調整が直接法では必要なかったが，間接法では咬合調整を必要とした．メタルフレーム試適後，オルタードキャスト法を用いて義歯を完成させた．今後，無圧印象の利点をもつ直接法で製作した金属床フレームのさらなる進化と普及を期待したい．

　3Dプリンター（金属粉末積層造形システム）の進化と普及は，今までの歯科技工物製作（金属冠や金属床フレーム等）のワークフローを大きく変えていくことは間違いない．口腔内を印象採得して作業模型を製作し，WAX UP，埋没，鋳造という従来からの工程は，口腔内をスキャニングしたデータをクラウドから受け取ってパソコンでデジタル設計を行い，設計データを3Dプリンター機器に送信し積層する方向に向かっていくだろう．

インプラント上部構造への応用

　現状では，口腔内スキャニングデータの応用は，天然歯の治療よりインプラント治療のほうが取り組みやすく，適合精度も高い．

　インプラントの上部構造製作において，フルジルコニアの単冠では作業模型を基本的には必要としない．しかし，直接法導入の初期には，適合チェックを行って適合状態の確認をしておくと安心である．作業模型を必要とするのは，セラミックを積層するケースや，インプラントを連結するケース，多数のインプラントを埋入するケース，ブリッジとするケースである．

　インプラントの上部構造には，金属冠やメタルセラミック冠を用いることが少なくなり，今後はジルコニア冠が主流となる．ジルコニア冠の製作には，直接法は最適である．いくつかの症例を示して解説していきたい．

インプラント単冠症例（本来は，単冠症例では作業模型は必要ない）

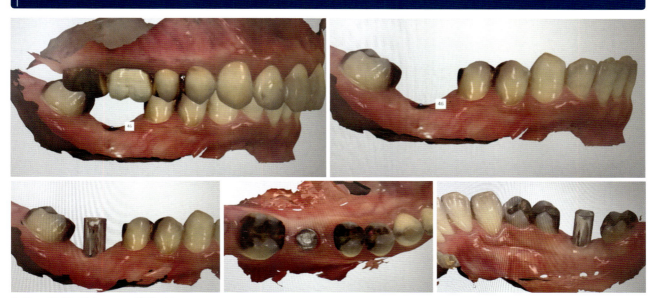

1-1 〜 1-5　スキャニングデータ

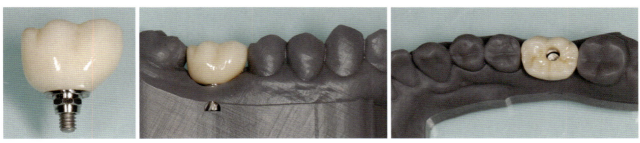

1-6 〜 1-8　完成したフルジルコニア上部構造を3Dプリンター模型に試適．模型上でフルジルコニアの上部構造を調整することはないので，実際にはこのケースで模型は必要としない

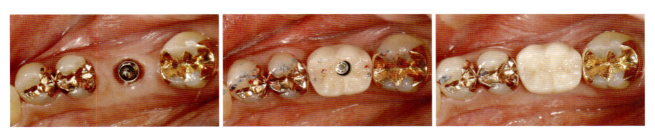

1-9 〜 1-11　フルジルコニアのインプラント上部構造を口腔内に試適すると，咬合，コンタクトについて無調整で装着できた

3本のインプラント埋入症例

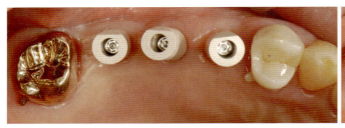 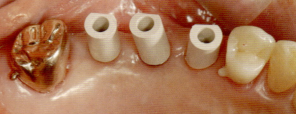

2-1, 2-2 上顎右側臼歯部に3本のインプラントを埋入後，上部構造を製作するためにscanbodyを装着して口腔内スキャナーでスキャニングを行う

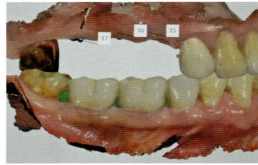 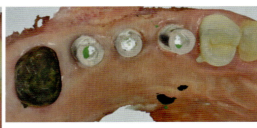

2-3, 2-4 スキャニングデータ

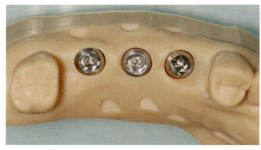 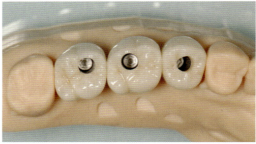

2-5, 2-6 ジルコニア上部構造を3Dプリンター模型に装着

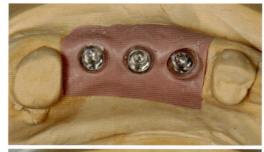 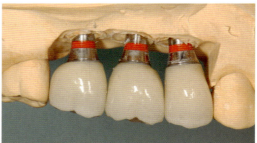
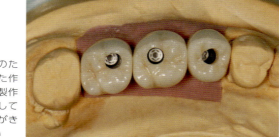 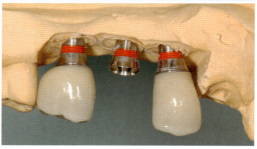

2-7〜2-10 検証のため，間接法で製作した作業模型上に直接法で製作した上部構造を試適してみると，コンタクトがきつくてjust fitしない

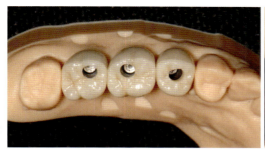
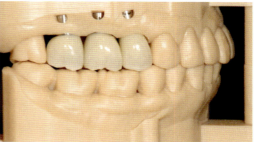

2-11, 2-12 3Dプリンター模型ではジルコニアの上部構造がjust fitしている

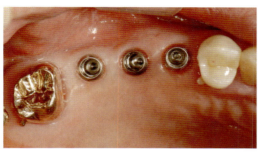
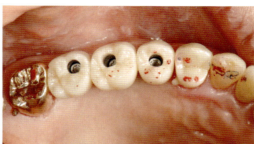

2-13, 2-14 口腔内に試適するとコンタクトの調整をせずに3本のジルコニア上部構造がjust fitした

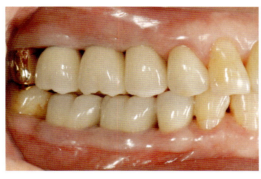
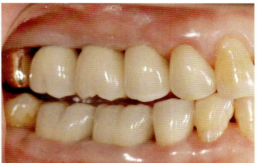

2-15, 2-16 また，中心咬合位や側方運動時において咬合調整をせずに良好な咬合関係が確認できたため，無調整で短時間に装着することができた

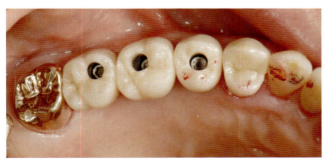
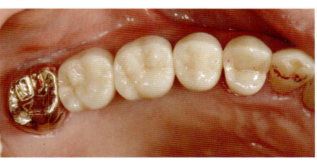

2-17, 2-18 インプラントが3本以上埋入されているケースの場合，従来の間接法で製作した上部構造では装着時にコンタクト調整や咬合調整が必要なことが多かったが，直接法で製作した上部構造の調整は，口腔内では必要としなかった

天然歯とインプラントブリッジ症例

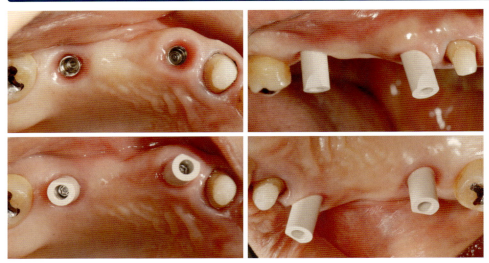

3-1〜3-4 2| の天然歯ジルコニア冠と 6 3| 部支台のインプラント上部構造を同時に製作するために，インプラント体にscanbodyを装着して口腔内をスキャニングする

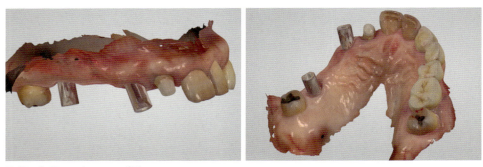

3-5, 3-6 スキャニングデータ

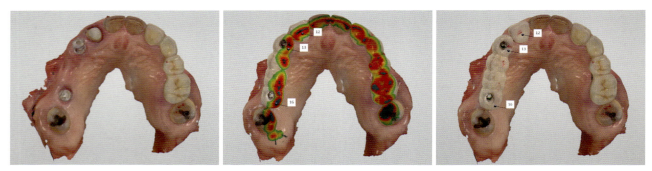

3-7〜3-9 scanbody装着時とテンポラリーブリッジ装着時の2回スキャニングを行い，プロビジョナルレストレーションの形態と咬合関係をデータとして取り込み，最終的な補綴物に反映させていく

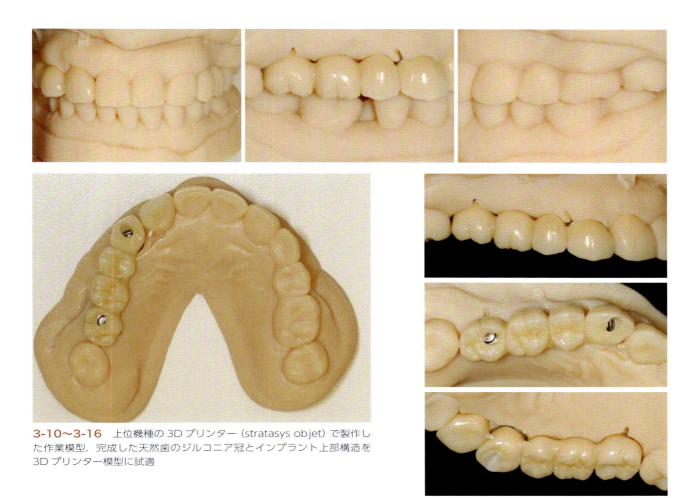

3-10〜3-16 上位機種の 3D プリンター（stratasys objet）で製作した作業模型．完成した天然歯のジルコニア冠とインプラント上部構造を 3D プリンター模型に試適

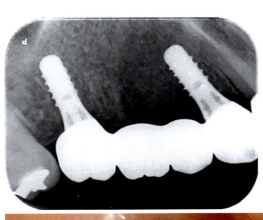

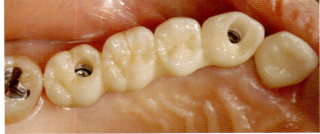 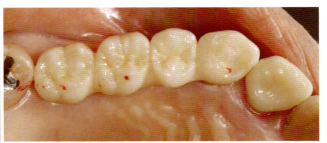

3-17〜3-19 口腔内にジルコニア冠とブリッジを試適すると，隣接面コンタクトは無調整で just fit した．咬合面の調整も行わずに装着することができた．このようなロングスパンのケースでは適合精度が非常に重要であるが，精度に全く不安を感じない結果が得られた

複数本のインプラント症例で注意すべきポイント

2本のインプラント支台のジルコニア冠の連結であるが，インプラントの埋入軸方向を精査せずに製作したことで，再製作が必要になったケースである（4-1～4-26）．

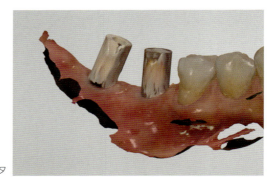

4-1 スキャニングデータ

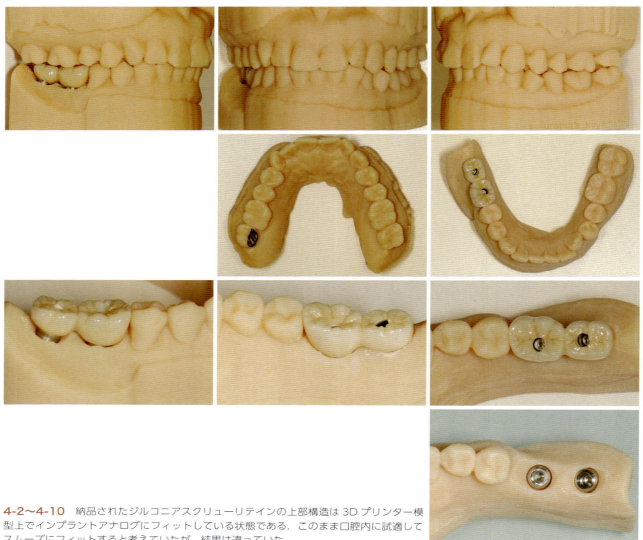

4-2～4-10 納品されたジルコニアスクリューリテインの上部構造は3Dプリンター模型上でインプラントアナログにフィットしている状態である．このまま口腔内に試適してスムーズにフィットすると考えていたが，結果は違っていた

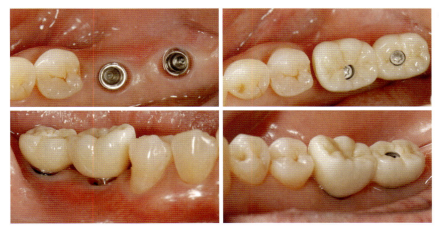

4-11〜4-14　口腔内に上部構造を試適するとインプラント体にフィットせず浮き上がっている

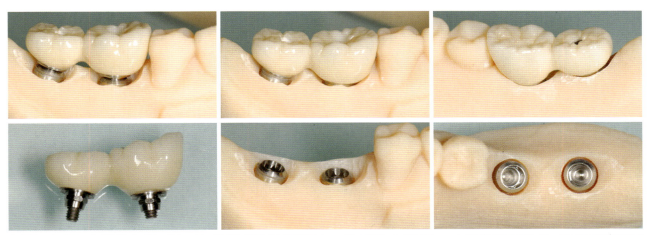

4-15〜4-20　上部構造を3Dプリンター模型に慎重に試適すると，インプラント体にフィットせずに途中で止まっているのが確認できる．さらに押していくとインプラントアナログが模型内で動いて上部構造がフィットしていく様子が確認できる

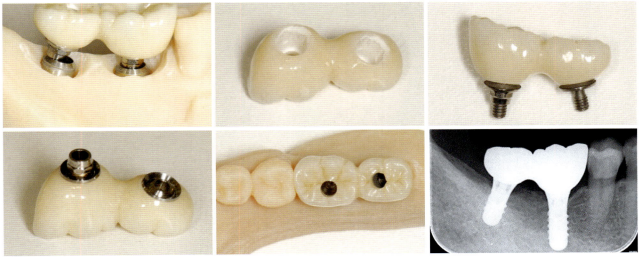

4-21〜4-26　ジルコニア上部構造からアバットメントを外して，新たにアバットメントの種類を変えて再度接着して完成させた．その上部構造を再び3Dプリンター模型に試適すると，スムーズに装着できた．その後，口腔内に試適するとjust fitした．これらのことから，インプラント体の埋入軸面の確認とインプラントアナログの作業模型を取り扱うときには細心の注意が必要である

3Dプリンターの進化と口腔内スキャナー

デジタルサージカルガイドへの応用

インプラントの埋入においてデジタルサージカルガイドを用いることでより正確な埋入が可能になっている[1]．特に，骨の解剖学的形態がシビアな症例に対しては信頼のおけるガイドの活用は必須になる．しかし，ガイドの精度や誤差については不明な点も多い[2]．

ここでは，口腔内スキャナーで得られたSTLデータとコーンビームCTで得られたDICOMデータを重ねあわせて設計したサージカルガイドを用い，直接法で製作した症例を紹介する（1-1〜1-59，2-1〜2-13）．ガイドの製作に使用した3Dプリンターは最上位機種（stratasys objet）である．

ガイドを用いて埋入した前歯部のインプラント

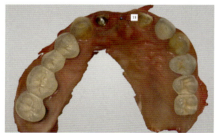
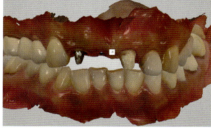
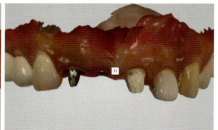

1-1〜1-3 スキャニングデータ

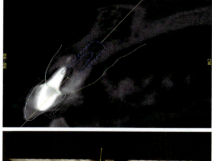
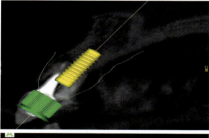

1-4〜1-8 スキャニングデータを用いてガイドを設計

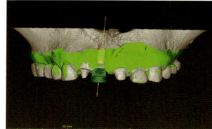
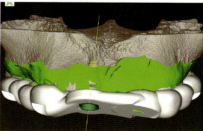

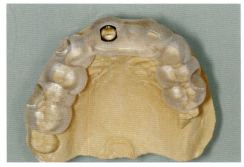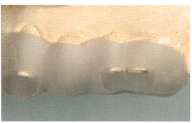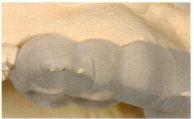

1-9〜1-11 検証のために，デジタルサージカルガイドを間接法で製作した石膏模型に合わせてみたが，適合は不良である

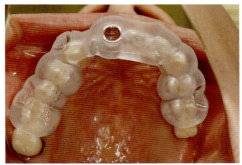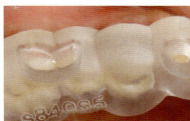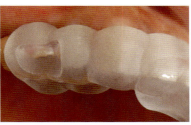

1-12〜1-14 デジタルサージカルガイドを口腔内に試適するとスムーズに装着ができて，がたつきもなく適合は良好である

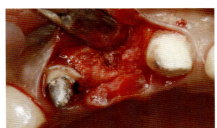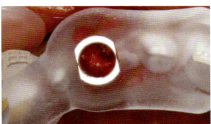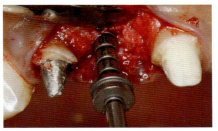

1-15〜1-17 デジタルサージカルガイドを用いてインプラント床をドリリングすると，ガイドに動きがなく，ガイドを手で押さえなくてもドリリングができた．今までの間接法の模型で製作したサージカルガイドより，適合精度が高く，動きが少ない臨床実感である

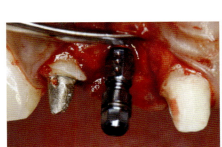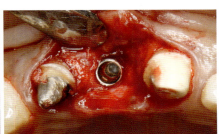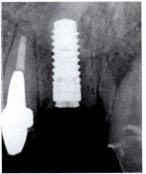

1-18〜1-20 ドリリング後にインプラントはスムーズに埋入できた．術後のデンタルX線写真でも良好な埋入位置の確認ができた

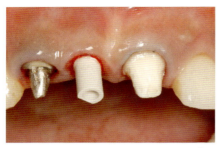 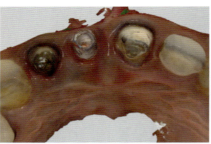 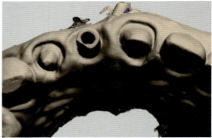

1-21〜1-23 前歯部の天然歯とインプラント上部構造製作のためのスキャニング時．隣接する天然歯が支台歯形成してあるため，インプラントと天然歯の上部構造を同時にスキャニングしている

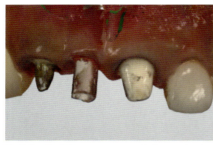 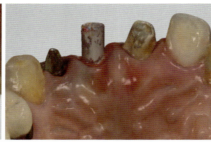 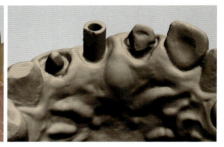

1-24〜1-26 スキャニングデータが正確か，確認を行う

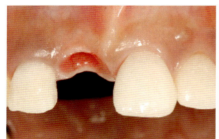 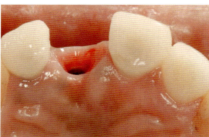 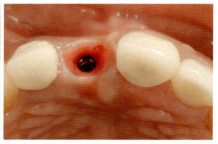

1-27〜1-29 審美部位におけるインプラント上部構造製作時には，プロビジョナルレストレーションでエマージェンスプロファイルの形態を調整して理想的な歯肉形態を作ることが多い．その歯肉形態を再現したいのだが，口腔内スキャナーでは歯肉形態のスキャニングを正確に行うことは難しい．シームレスなデジタルワークフローで，歯肉形態とサブジンジバルカントゥアを再現するためには，口腔内のスキャニングを行った後に，インプラント上部構造のプロビジョナルを単独スキャニングする必要がある

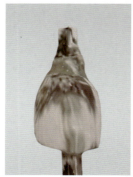 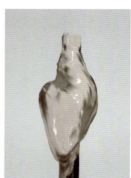 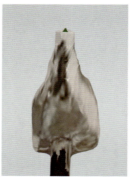 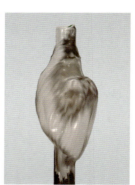

1-30〜1-33 プロビジョナルを単独でスキャニングしたデータの4方向面観

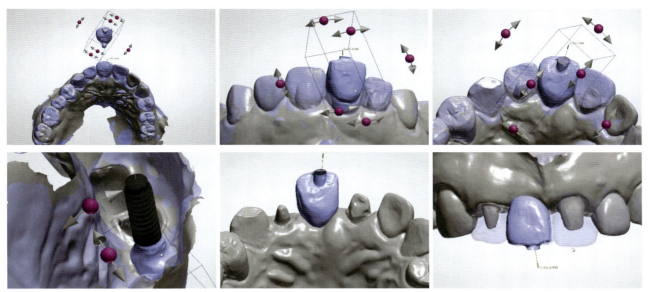

1-34～1-39 CADソフト上でプロビジョナル装着時の歯列データに単独のプロビジョナルデータを重ね合わせる作業を行っていく．これによってプロビジョナルで得られた歯肉形態の再現がデジタルデータ上で可能になる

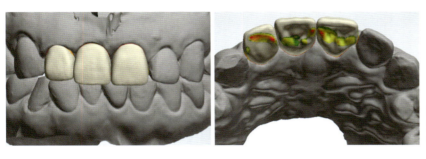

1-40，1-41 歯肉形態を考慮してインプラント上部構造の最終形態と天然歯の冠の設計を行い，共に咬合接触状態を付与していく

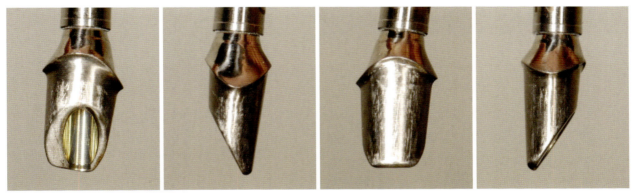

1-42～1-45 インプラント上部構造の適切なエマージェンスプロファイルの獲得のために，チタン製カスタムアバットメントの設計を行い完成させる．アバットメントとジルコニア冠からなる上部構造の製作過程を，すべてデジタルデータを用いてシームレスなデジタルワークフローで完成させることができる

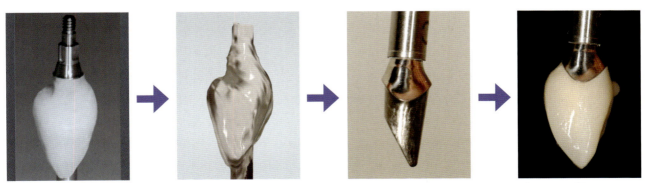

1-46～1-49 プロビジョナルをデジタルデータ化してカスタムアバットメントを製作し，ジルコニア冠を完成させる工程

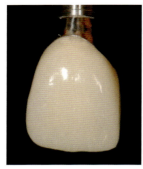 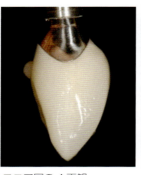 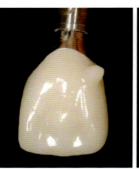 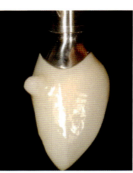

1-50〜1-53　完成したジルコニア冠の4面観

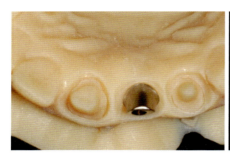 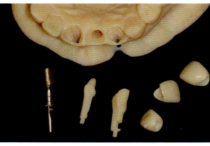

1-54, 1-55　3Dプリンター模型と完成したカスタムアバットメントを模型に試適した状態

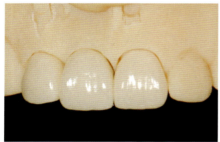 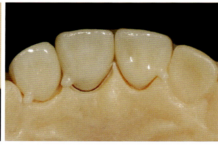

1-56, 1-57　完成したジルコニア冠を3Dプリンター模型に試適した状態の唇側，舌側面観

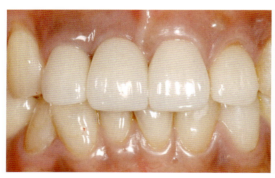 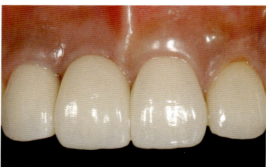

1-58, 1-59　口腔内に装着したジルコニアベニア冠．隣接面コンタクトや咬合面調整はいっさい行わずに装着できた

　完成したガイドを実際に口腔内で試適してみると，従来の間接法の模型をスキャニングして製作したガイドに比べて口腔内でのフィットに明らかな違いを感じる．従来のようなドリリング時のガイドの動きがなく，ドリリングのブレを感じない．今までのガイドに対する不信感が払拭された使用感である．ガイドを用いることで，どれぐらい正確にインプラント体の埋入ができたかは後述するが，ガイド製作時のインプラント埋入設計位置と埋入後の位置の重ね合わせで，ＣＴ撮影の追加をすることなく，上部構造製作時の口腔内スキャナーデータを用いることで埋入位置が確認できることも口腔内スキャナーの利点である．

ガイドを用いて埋入した臼歯部複数本のインプラント

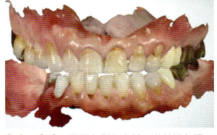
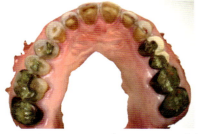
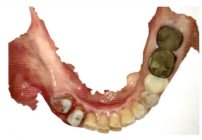

2-1〜2-3 下顎右側臼歯部の遊離端欠損ケースで口腔内スキャニングを行い，そのデジタルデータをCT画像データと重ねていく

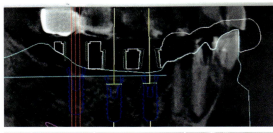
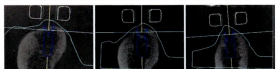

2-4 口腔内スキャニングしたデータとCTデータを重ねた画像上でインプラント埋入位置を決定する．CADソフトを用いてインプラント上部構造のモックアップを行い，模型を製作せずとも，適正な埋入位置を設計することが可能である

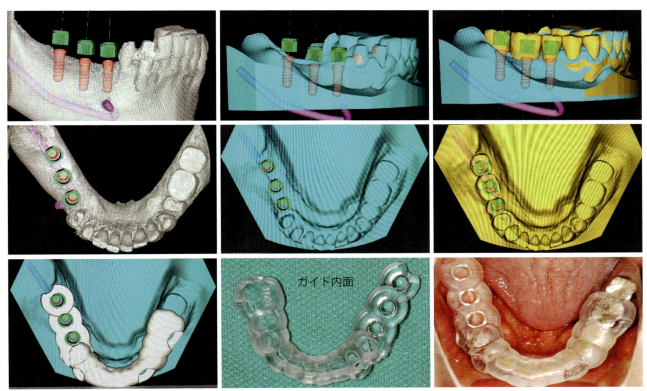

2-5〜2-13 CADソフト上でデジタルサージカルガイドを設計して，作業模型を作らずサージカルガイドを3Dプリンターで製作できる．右下図は完成したガイドを口腔内に試適した状態

1) Sarment DP, Sukovic P, Clinthorne N. Accuracy of implant placement with a stereolithographic surgical guide. Int J Oral Maxillofac Implants. 2003；18（4）：571-577.
2) Van Assche N, van Steenberghe D, Guerrero ME, Hirsch E, Schutyser F, Quirynen M, Jacobs R. Accuracy of implant placement based on pre-surgical planning of three-dimensional cone-beam images：a pilot study. J Clin Periodontol. 2007；34（9）：816-821.

Column ③ 上部構造装着後のインプラント埋入位置の確認

　インプラントを埋入し上部構造装着後の適合状態を調べるためにデンタルX線を撮影することは被曝を考えても理解が得られる診査行為である．しかし，術後のインプラント埋入位置確認のために被曝線量の高いCT撮影を行うことは，社会的理解が得られない．

　本法は，術後にCTを撮影することなく術前の診断用CTと口腔内スキャナーデータを用いて埋入位置の確認ができるため，ICRP（国際放射線防護委員会）の提言にも沿う方法である．

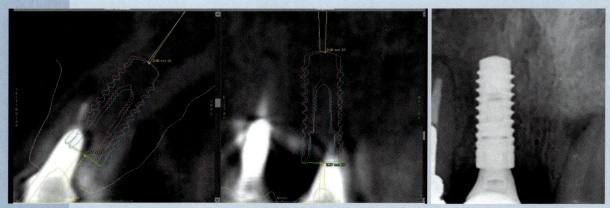

Tooth position	角度差 Angle (°)	Base(mm) インプラント上面 3D offset	Distal	Vestibular	Apical	Tip(mm) インプラント先端 3D offset	Distal	Vestibular	Apical	Aligned
11	4.5	0.57	-0.28	0.49	0.06	0.48	0.44	0.16	0.1	True

左のCT画像では，術前のインプラント埋入設計の位置が赤で示され，埋入後の位置は青で示されている．右は上部構造装着後のデンタルX線写真

　前頁までの1-1～1-59のケースにおいて，術前のデジタルCT画像でインプラント埋入位置の設計を行った画面に上部構造製作時の口腔内スキャナーで得られたインプラント埋入後の位置を重ね合わせてみると，上記のような結果が得られた．インプラントの上面と先端面のいずれでも，近遠心・頰舌・深度のすべてにおいて0.5 mm以下の誤差であった．

　中間欠損，片側遊離端欠損，両側遊離端欠損で，それぞれ直接法のガイドを用いた埋入誤差の違いがある．

Column ④ スキャニングの前準備とアシスタントワークの要点

【スキャニングのための前準備】
・口腔内を清潔にする
・咬合状態を確認するために咬合紙で印記しておく
・ユニットの照明を消す
・プロビジョナルを外す前に装着した状態をスキャニングしておく
・唾液をこまめに除去する（排唾管のような小さいものがよい）

【アシスタントワークのポイント】
・スキャニングする部位に沿ってアシスタントが頬粘膜を圧排する
・圧排は，デンタルミラーなど，できるだけ小さな器具で行う
・繊細な機器なので，ぶつけたり落とさないようスタッフに慎重な取り扱いを徹底させる

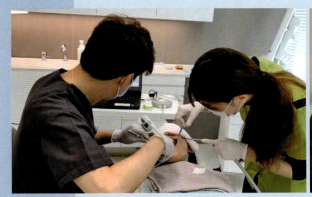 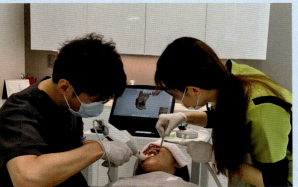

スキャニングはモニターと口腔内を交互に確認．アシストスタッフへの教育が重要

【患者への説明】
・口腔内スキャニング終了後，画像を患者に見せて説明することが重要
・口腔内の情報を患者と共有すると，その後の治療が行いやすい
・電子機器は突然フリーズすることがあるので，万が一に備えて，従来の間接法によるバックアップ体制は整えておく必要がある

3Dプリンターの進化と口腔内スキャナー

骨の 3D プリンター模型の活用

デジタルサージガイドを製作するときに，CT データから骨の 3D プリンター模型を作ることが可能である．骨の 3D プリンター模型は骨幅やオトガイ孔の位置，下顎管の走行位置，上顎洞の位置など解剖学的形態をリアルに観察することができ便利である．さらにインプラント埋入のためのドリリングの確認や練習を行うことも可能である．

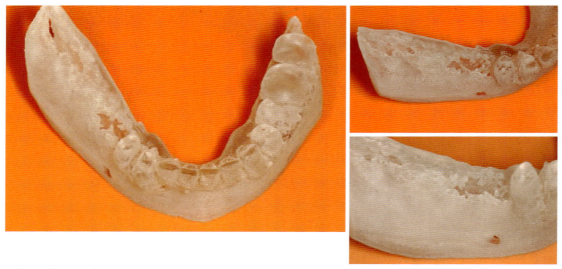

1-1～1-3 3D プリンター製の骨模型を観察すると，歯槽骨が吸収している様子がわかる．また，切り口からは，皮質骨の厚み，海綿骨の状態をリアルに確認できる

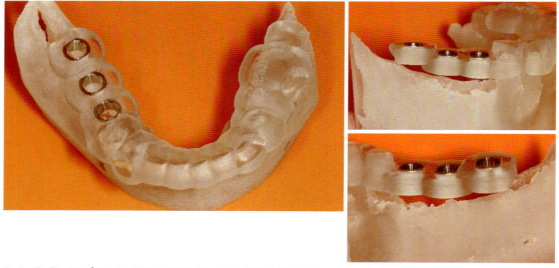

1-4～1-6 3D プリンター製の骨模型にサージガイドを試適すると，スムーズに装着できる．この模型とガイドを使ってインプラント埋入のドリリングを行うことで，皮質骨に穿孔しないかどうか，神経管からの安全な距離が得られているかどうかなど，シミュレーションが可能である．これによりインプラント埋入手術をより安全に行うことができる

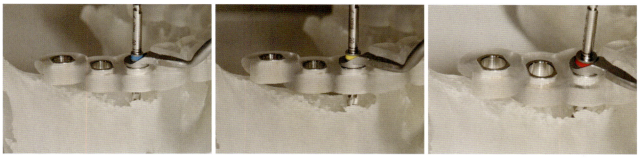

1-7〜1-9 骨模型にサージカルガイドを装着し，ドリルハンドルを用いてパイロットドリルから順番にツイストドリルに変えていく練習を行うことで，インプラント埋入位置の精度を上げていく

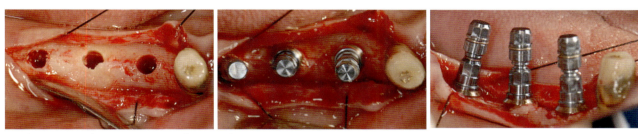

1-10〜1-12 ガイドを用いてインプラントを埋入

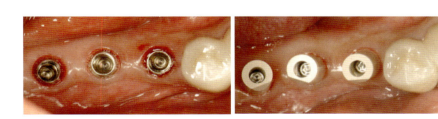

1-13，1-14 scanbodyを用いてスキャニング

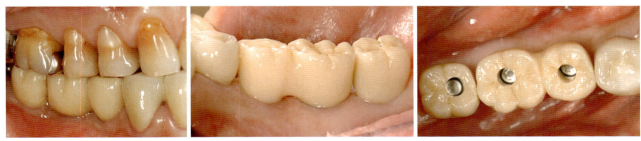

1-15〜1-17 装着されたインプラント上部構造

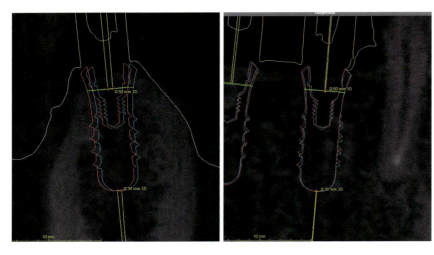

1-18, 1-19 5̄部への埋入位置は設計位置と比べ，近遠心で0.1mm以下，頬舌0.5mm以下，埋入深度0.05mm以下の誤差である

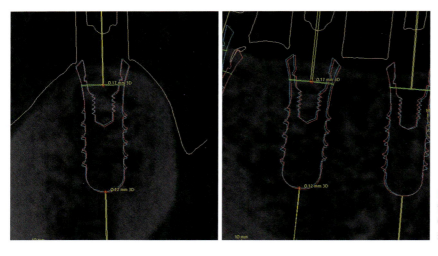

1-20, 1-21 6̄部への埋入位置は設計位置と比べ，近遠心で0.14mm以下，頬舌0.05mm以下，埋入深度0.08mm以下の誤差である

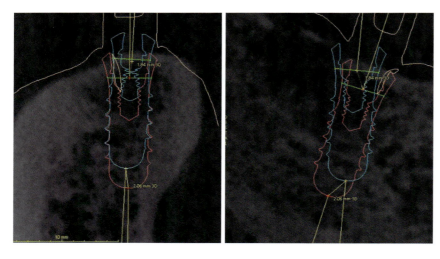

1-22, 1-23 7̄部への埋入位置は設計位置と比べ，近遠心で1.08mm以下，頬舌0.26mm以下，埋入深度1.74mm以下の誤差である

1-18〜1-23 7̄6̄部はガイドを用いて埋入したため，埋入位置誤差が小さいことがわかる．しかし，開口量が足りずにフリーハンドで埋入した7̄部は，ガイド使用した部位と比べて10倍の誤差が認められる．ガイドを用いた埋入はフリーハンドでの埋入に比べて，計画した位置に正確に埋入できていることがわかる．

インプラント埋入において口腔内スキャニングデータを用いて製作した3Dプリンター製のデジタルサージカルガイドは，従来の間接法の模型上で製作したガイドと比べてより正確な適合が得られるため，埋入精度も高いことがわかった．

なお，画像中の数値は3Dオフセット値であり，二次元的な数値ではない

3D プリンターの進化と口腔内スキャナー

歯科におけるデジタルディスラプション

　急速に歯科医業のデジタル化が進み，補綴物の製作法が従来の方法と大きく変わってきている．従来の印象採得法で鋳造冠製作を歯科技工所に依頼する歯科医師にとっては，デジタル化は無関係だと感じる人がいるかもしれない．しかし歯科業界にもデジタルディスラプション（図1）が起きている．歯科技工業界を取り巻く環境は大きく変化しようとしている．

　環境変化の要因はいくつかあるが，一つは歯科技工士の高齢化が進んでいることである．現在50歳以上の歯科技工士が全体の半数近くになっている現状がある．高齢歯科技工士の多くは零細経営で若い歯科技工士を確保することは難しく，デジタルシステム化することは容易ではない．また30歳未満の若い歯科技工士の離職率が70%を超えている．さらに，歯科技工士への就業希望者が減少し続けて，歯科技工学校の閉鎖が相次いでいる．歯科技工士の総数が激減していく現状で，今後，歯科技工の需要に対応した供給ができなくなることが十分に考えられる．さらに歯科技工のデジタル化が追い打ちをかけて，歯科技工物は，少数のデジタル化された技工所が供給し，今までのように手作業中心で技工作業を請け負う歯科技工所が減少していくことが予想される．

　一方，歯科技工のデジタル化は歯科技工士の減少化を補う有力な手段となることも事実である．歯科機器のデジタル化が，歯科技工という仕事を魅力を感じない職種から脱却させ，発展性と魅力あるクリエイティブな職種に変化するチャンスでもある．今後，口腔内スキャナーが普及して，歯科医院と歯科技工所でデジタルデータの共有が進み，CAD/CAM や 3D プリンターが進化を重ねていくと，Digital dentistry はさらに充実していくと確信している．

　本書が，今後ますます普及していくデジタル歯科医療に対応できる一助となれば幸いである．

図1　デジタルテクノロジーによる「破壊的なイノベーション」．デジタル化・ネットワーク化の進展によって，従来にない新たな価値観・アイデアによる市場が急速に創造・開拓されつつある現象

Section 02
口腔内スキャナーを最大限に活用した31症例

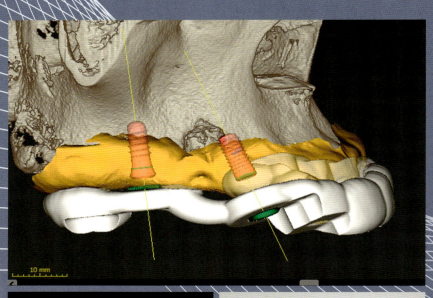
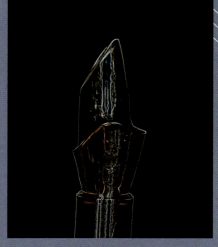
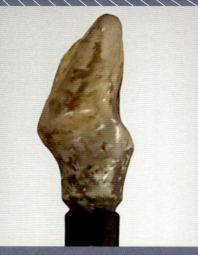

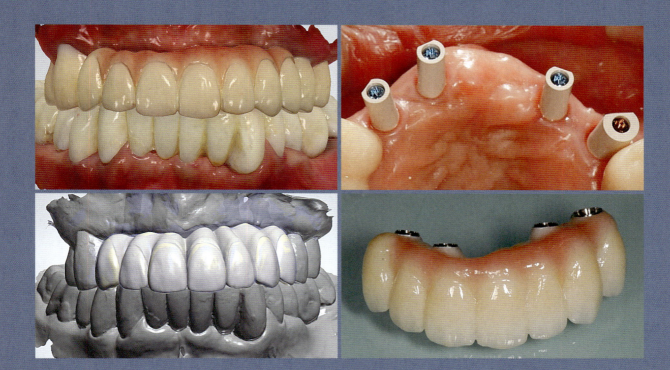

Case 01〜08　【天然歯単冠／連続冠症例】

Case 09〜14　【天然歯ブリッジ症例】

Case 15〜16　【天然歯ベニア冠症例】

Case 17〜21　【インプラント単独冠症例】

Case 22〜25　【インプラント連結冠症例】

Case 26〜31　【ガイデッドサージェリー応用症例】

天然歯単冠／連続冠症例

Case 01 前歯部単冠（ジルコニアセラミック）

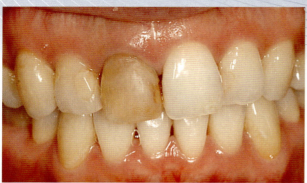
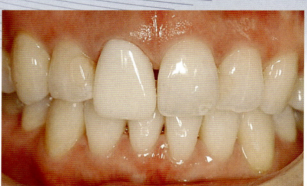
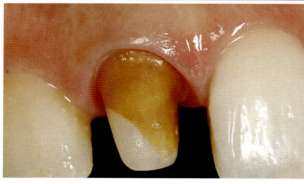

1-1 ～ 1-3 上顎前歯部の単冠ケースは，スキャニングが容易なので，口腔内スキャナー入門ケースに向いている．支台歯形成後，テンポラリー冠の製作・装着．圧排糸を装着し，口腔内スキャナーでスキャニング．支台歯形成のポイントは，形成面隅角を丸めること

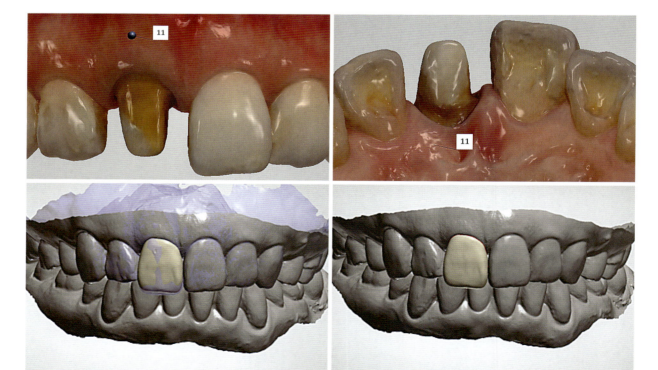

1-4 ～ 1-7 デジタルソフトの画面上で，隣接歯の形態を参考にモックアップを行い，補綴冠のモデリングを完成させる

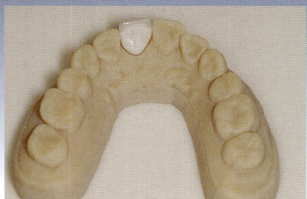

> **Case 01** .... **POINT**
> ジルコニア冠にセラミックを築盛する時，隣接面コンタクトと咬合コンタクトはジルコニアで接触するように設計することで，装着時の調整を減らすことになる．

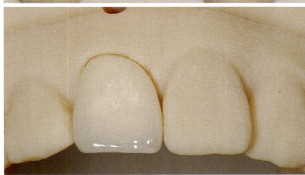
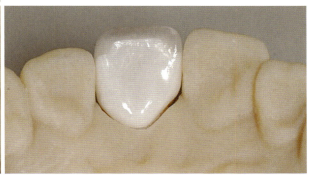

1-8～1-10 口腔内スキャナーで得たデータを用いて 3D プリンター作業模型を製作．ミリングして製作したジルコニア冠にセラミックを築盛する

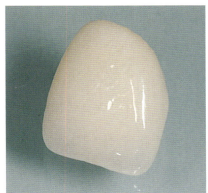
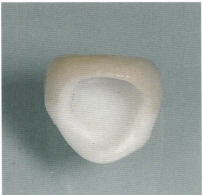
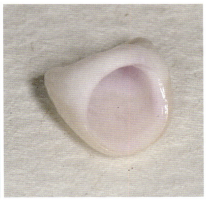

1-11～1-13 試適後，装着直前には唾液タンパク溶解剤を用いてジルコニア冠の内面を洗浄する

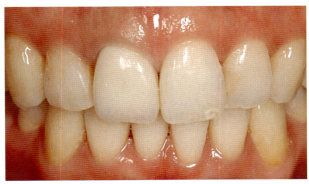
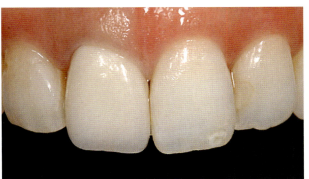

1-14，1-15 完成したジルコニアセラミック冠は試適後に無調整で装着できた

天然歯単冠／連続冠症例

Case 02 前歯部連続歯単冠（ジルコニアセラミック）

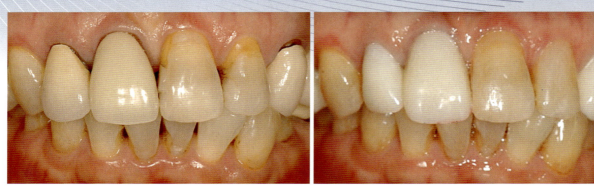

2-1，2-2　前歯部の連続した歯の単冠ケースであるが，1歯の単冠ケースと手技は同じである

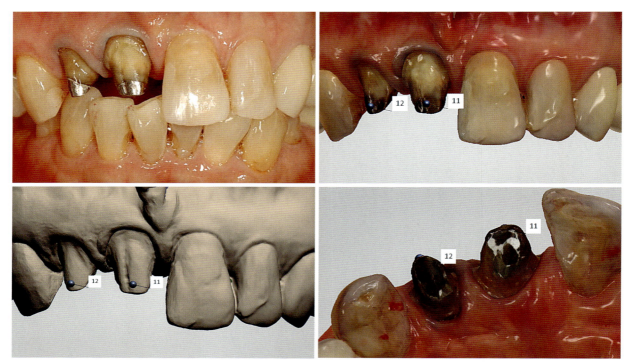

2-3～2-6　スキャニングした後，マージンが鮮明に出ているかを「白黒モード」で行うと，確認しやすい

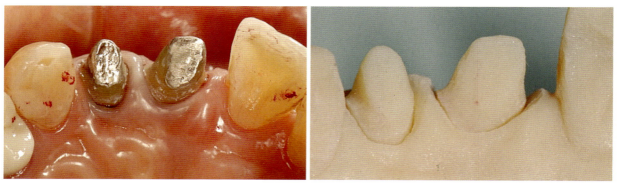

2-7～2-8　口腔内写真と3Dプリンターで製作した模型を比べてみる

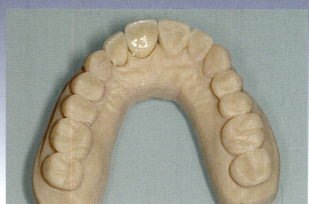

> **Case 02** …………………… **POINT**
> 3Dプリンター作業模型にジルコニア冠を試適してセラミックの形態修整を行う際，コンタクトはジルコニアで接触させること．
> 作業模型上でのコンタクトの調整は不要で，支台歯に適合している．

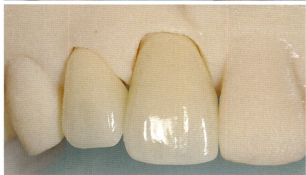
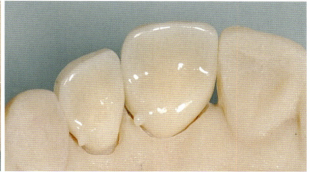

2-9〜2-11 3Dプリンター作業模型にジルコニア冠を試適してセラミックの形態修整を行う

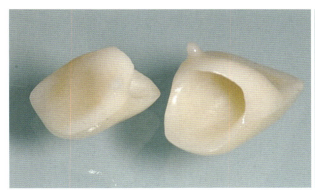
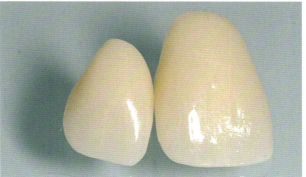

2-12，2-13 完成したジルコニアセラミック．咬合接触する切端までジルコニアフレームにする

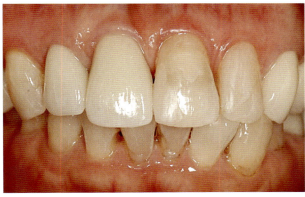
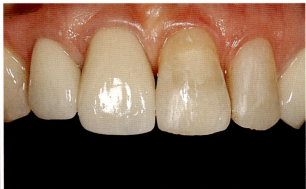

2-14，2-15 ジルコニア冠の2歯連続冠コンタクトは，1歯単冠と同様に無調整で装着することができた

101

天然歯単冠／連続冠症例

Case 03 臼歯部連続歯単冠（ジルコニアセラミック）

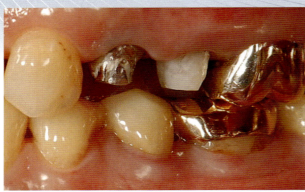

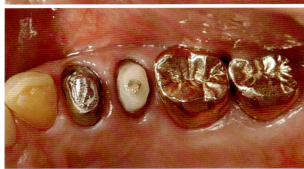

> **Case 03** ················ **POINT**
>
> 前歯部のスキャニングと比べると隣接歯に面している支台歯面のスキャニングは難しいかもしれないが，何回かスキャニングを行っていると慣れてくる．前歯部と同様，圧排糸を挿入してマージンラインを明確にし，スキャニングを行う．縁下マージンはスキャニングが難しいので，臼歯部においては可能な限りマージン設定は縁上が望ましい．
> 形成面の隅角部は前歯部と同様に丸める必要がある．また，金属冠のスキャニングも，反射があるため最初は戸惑うが，慣れれば問題なくスキャニングが可能である．

3-1，3-2 小臼歯の2歯連続の単冠ケースである．咬合面から見ると，マージンが歯肉縁下深いことがわかる

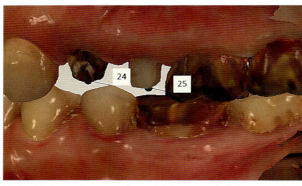
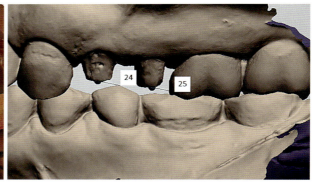

3-3，3-4 スキャニングは，片側のみでも大丈夫であるが，咬合状態は注意深く確認する

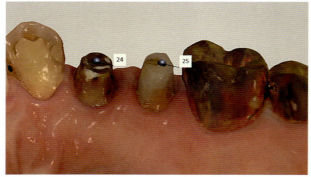
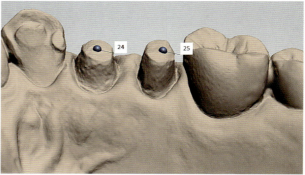

3-5，3-6 歯肉縁下のマージンが出ていることを，その場で確認する必要がある

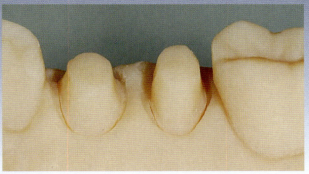

3-7 3Dプリンター模型のマージンラインを注意深く確認する

> **Case 03** ········· **POINT**
>
> 口腔内スキャナーを用い始めの時期は，すべてのケースで3Dプリンター作業模型を製作し，支台歯形成の形態とマージンラインの確認を行い，問題点を見つけ出し，次回の形成に生かすよう努めるとよい．形成時には気づかない問題点が見えてくる．
> モデリングについては，コンタクト部はすべてジルコニアで設計する必要がある．

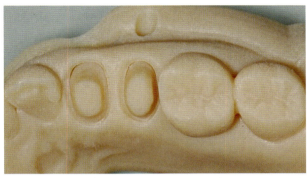
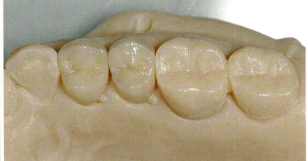

3-8，3-9 3Dプリンター模型に完成したジルコニア冠を試適する

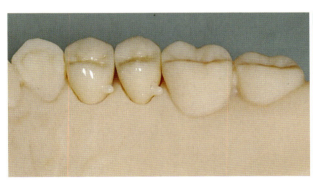
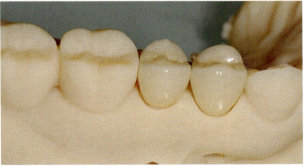

3-10，3-11 3Dプリンター模型上でコンタクト，マージンの適合は良好である

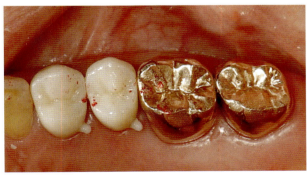
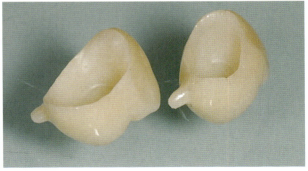

3-12，3-13 臼歯部単冠の連続歯であるが，前歯部同様に隣接面，咬合面コンタクトは無調整で装着できた

103

天然歯単冠／連続冠症例

Case 04 臼歯部3歯連続冠（ジルコニアセラミック）

> **Case 04 ········ POINT**
> 無髄歯の場合，支台歯形成はヘビーシャンファーになることが多いが，Jマージンにならないよう注意しなければならない．マージン部が凹面にならないように形成する．

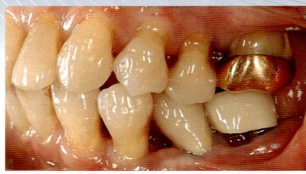

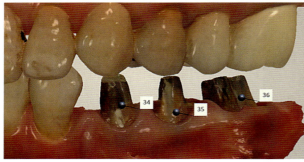
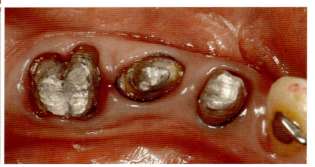

4-1〜4-3 臼歯部の3歯連続冠のケース．圧排糸を挿入してマージンラインを確認してから，口腔内のスキャニングを始める

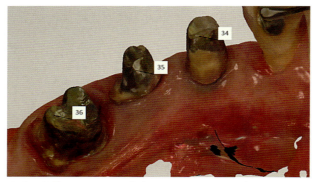
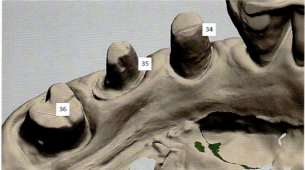

4-4，4-5 スキャニングが終わったら，すぐにデータをチェックして，マージンラインの確認を必ず行う

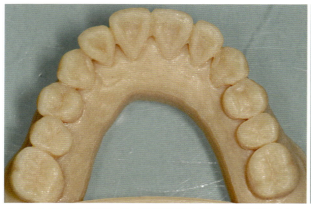
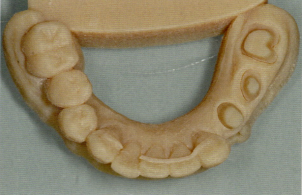

4-6，4-7 3Dプリンター模型を製作して，作業模型にする

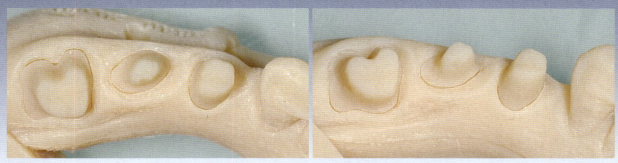

4-8, 4-9 ヘビーシャンファーの形成では，形成面を滑らかにしないと適合に問題が生じることがあるので，注意深い形成が必要である

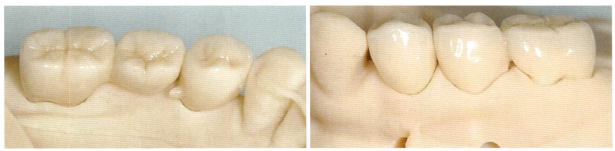

4-10, 4-11 ジルコニア冠を 3D プリンター模型に試適してセラミックの形態修正を行う

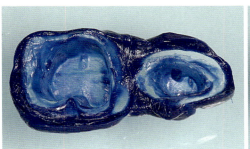

4-12, 4-13 単冠，連結冠ともに，内面適合状態は良好である

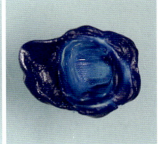

> Case 04 ━━━━━ POINT
>
> ブルーシリコーンで内面適合を確認．適合は良好である．隣接面，咬合面コンタクトはジルコニアで接触している．ジルコニアセラミックの場合，セラミックでコンタクトさせると調整に手間どる．

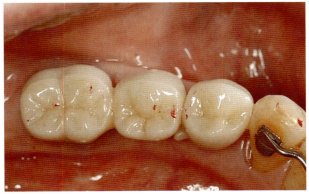
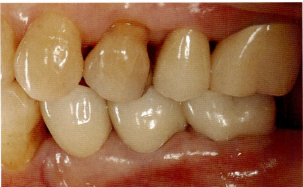

4-14, 4-15 臼歯部の単冠と連結冠の連続歯であったが隣接面と咬合面コンタクトは無調整で装着できた

105

天然歯単冠／連続冠症例

Case 05 臼歯部4歯連続冠（ジルコニアセラミック）

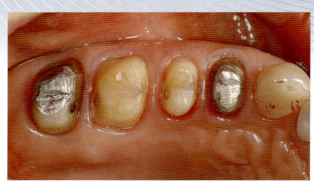

5-1　臼歯部4歯連続冠のケースである

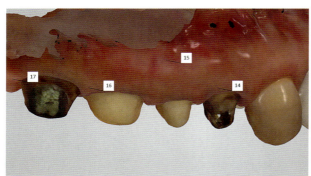 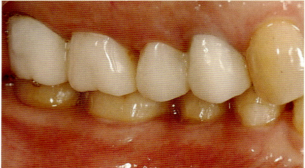

5-2，5-3　支台歯は，プロビジョナルを装着している時と，外している時の両方をスキャニングする

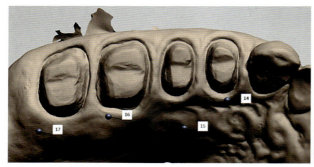 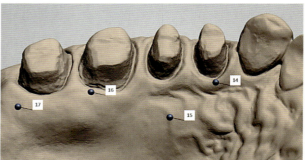

5-4，5-5　支台歯の形態とマージンラインが出ていることを，「白黒モード」で確認する

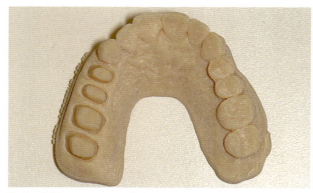 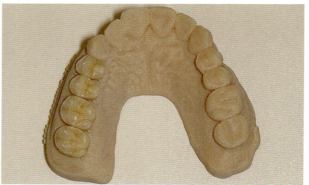

5-6，5-7　スキャニングデータで製作した3Dプリンター模型と，ジルコニア冠を試適したところ

> **Case 05**　　　　　　　　　　　　　　　　　　　　　　　　　　**POINT**
>
> 臼歯部4歯連続冠のケースでは，支台歯形成の前に診断用およびテンポラリー冠製作用に口腔内スキャニングを行っておく．そうすることで，支台歯形成終了時にデジタルモックアップを行い，ミリングで製作されたテンポラリー冠を装着することが可能になる．その後，支台歯形成した口腔内をスキャニングしてジルコニア冠を製作する．

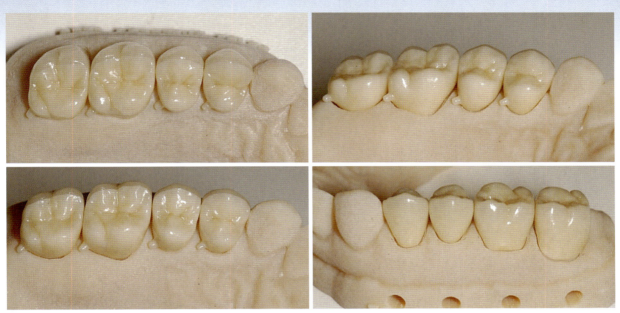

5-8〜5-11　4歯連続のジルコニアセラミック単冠は3Dプリンター模型上ではコンタクト調整なく適合している

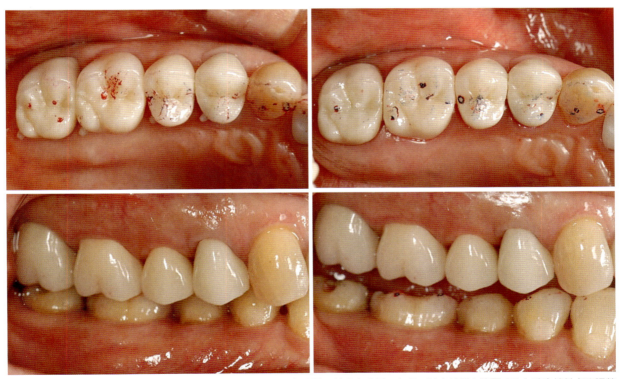

5-12〜5-15　口腔内に試適すると，隣接面コンタクトは無調整で適合も良好である．咬合状態を確認すると咬合接触点の調整が一部必要であった．多数歯では咬合調整が必要なことがあるが，調整量が少なく，チェアタイムは従来の間接法で製作したものと比べると明らかに短縮している

天然歯単冠／連続冠症例

Case 06 前歯部4歯連続冠（ジルコニアセラミック）

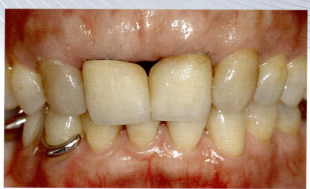

> **Case 06 ········· POINT**
> 前歯部の審美性の回復が主訴のケース．当初，中切歯2歯の処置予定でテンポラリー冠を装着したが，満足が得られず，スキャニングしてデジタルモックアップを行った．モックアップ画像で説明した結果，患者は4歯での補綴処置を希望した．

6-1 前歯部4歯連続冠のケースである

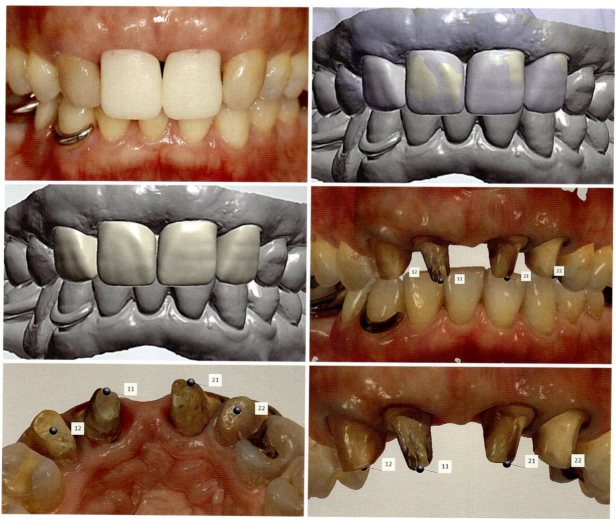

6-2〜6-7 補綴するかを迷うケースでは，支台歯形成の前にスキャニングを行う．デジタルモックアップを行い，視覚的にわかりやすい画像を患者と共有する．納得のいく治療方針を決めるために，口腔内スキャナーデータはたいへん役に立つ

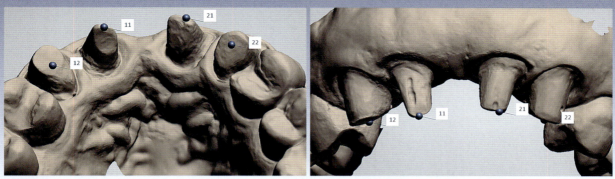

6-8, 6-9 「白黒モード」でスキャニングしたマージンラインの確認を行う

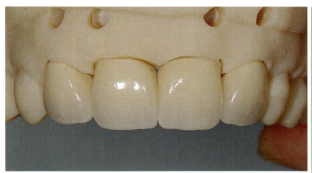
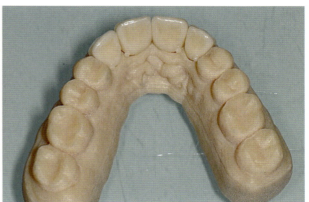

6-10, 6-11 完成したジルコニア冠を3Dプリンター模型に試適

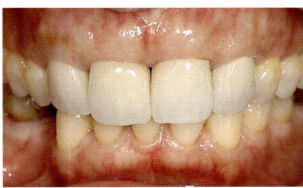
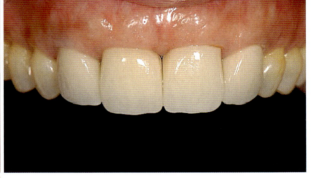
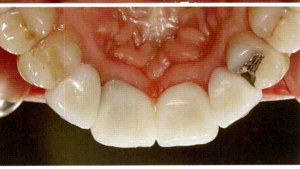

6-12〜6-14 前歯部4歯連続のジルコニアセラミック冠を口腔内に試適すると，支台歯の内面適合は良好で，隣接面コンタクト，咬合面コンタクトは無調整で適合した．患者はこの結果に満足している

天然歯単冠／連続冠症例

Case 07　下顎前歯部6歯連続冠（ジルコニアセラミック）

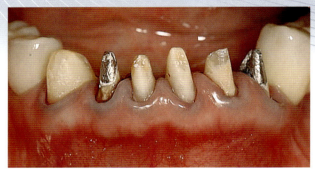

> **Case 07　　　　　　　　　POINT**
> 歯肉縁下にマージンが設定されたため，圧排は通常使用の細い圧排糸の上に太めの圧排糸を置き，スキャニング直前に太い圧排糸を外している．

7-1　下顎前歯部の6歯連続冠ケース．圧排糸が挿入された状態

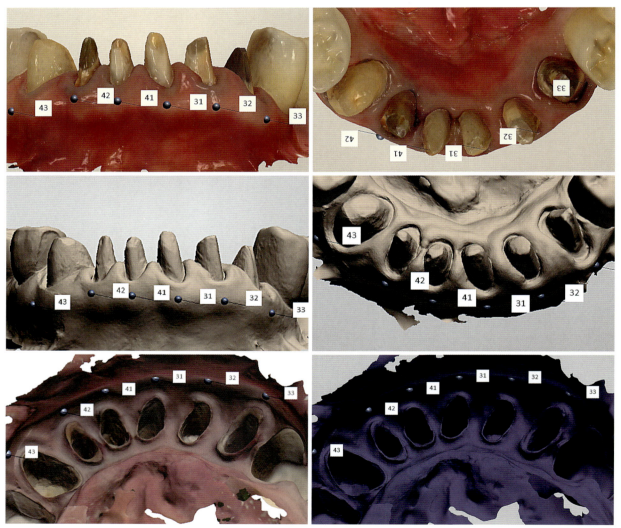

7-2〜7-7　このような歯肉縁下マージンのケースでは，スキャニングした画像を裏返しにして見ると，マージンラインの連続性が確認しやすくなる．正確にマージンラインがスキャニングできているかどうかを確認するには便利である

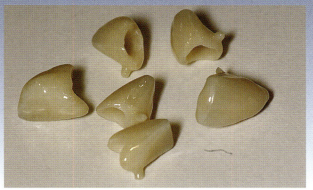

7-8 完成したジルコニア冠

> **Case 07** .... **POINT**
>
> 完成したジルコニアセラミック冠を口腔内に試適すると，内面適合は良好で，6前歯すべてにおいて内面は無調整で適合した．また，多数歯にもかかわらず，隣接面コンタクト，咬合面コンタクトも無調整で適合した．
> 間接法で製作していた頃に比べると，調整時のチェアタイムは大幅に減少している．

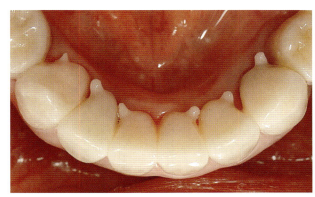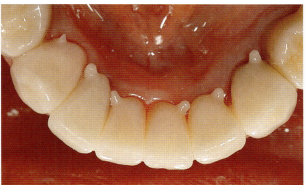

7-9，7-10 ジルコニア冠を口腔内に試適すると，すべてのコンタクトが無調整で装着することができた

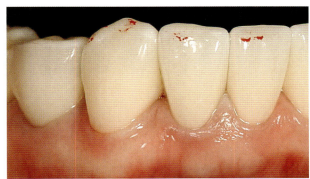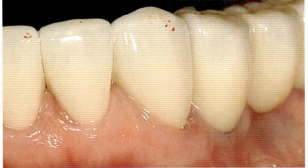

7-11，7-12 前歯の切端部は上顎とガイドするため，セラミックではなく，ジルコニアでコンタクトしている

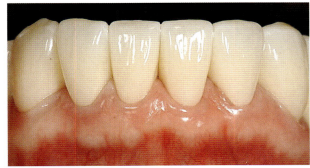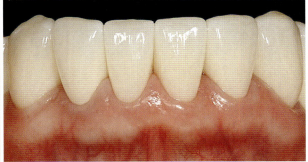

7-13，7-14 ジルコニアセラミック冠試適時（左）と装着6カ月後（右）．歯肉がきれいになっている

天然歯単冠／連続冠症例

Case 08 上顎前歯部6歯連続冠（フルジルコニア）

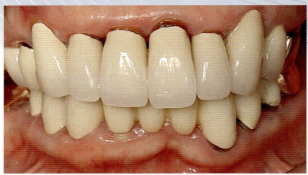
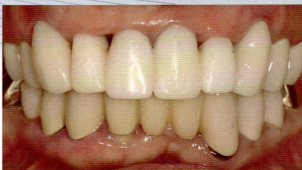

8-1，8-2　上顎前歯部6歯連続の単冠ケースである．不適合補綴物を除去してテンポラリー冠を装着

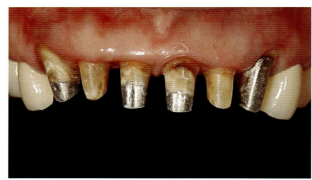
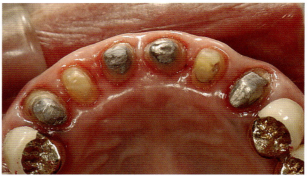

8-3，8-4　圧排糸を挿入する前の歯肉縁下マージン．この深さのマージン位置であれば，問題なくスキャニングできる

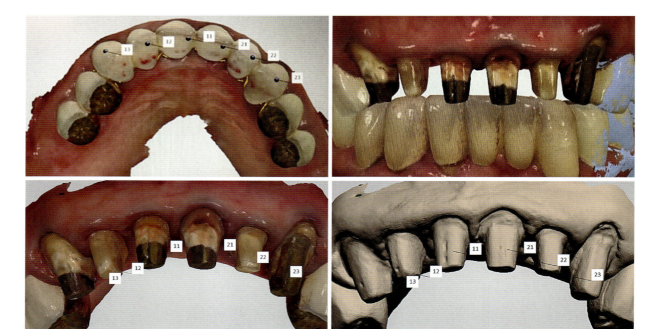

8-5〜8-8　圧排糸を挿入した状態でスキャニングを行い，マージンラインを確認している．また，テンポラリー冠を装着した状態のスキャニングを行い，咬合状態と形態を反映させる

> **Case 08**　　　　　　　　　　　　　　　　　　　　　　　　　　　　　　　　　　　　**POINT**
>
> テンポラリー冠の装着状態と支台歯形成終了時の両方のデータをスキャニングする．テンポラリー冠で調整してきた情報をジルコニア冠の設計製作に反映させることができる．

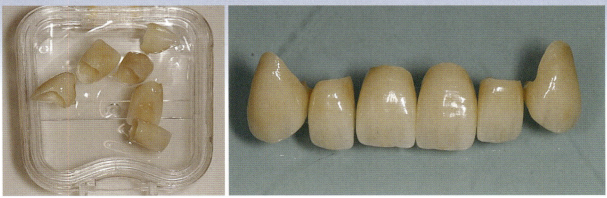

8-9，8-10　フルジルコニア冠はセラミックを築盛する作業が必要ないため，3Dプリンター模型を製作しない．そのため，完成したフルジルコニア冠は，このようなケースに入ってデリバリーされる

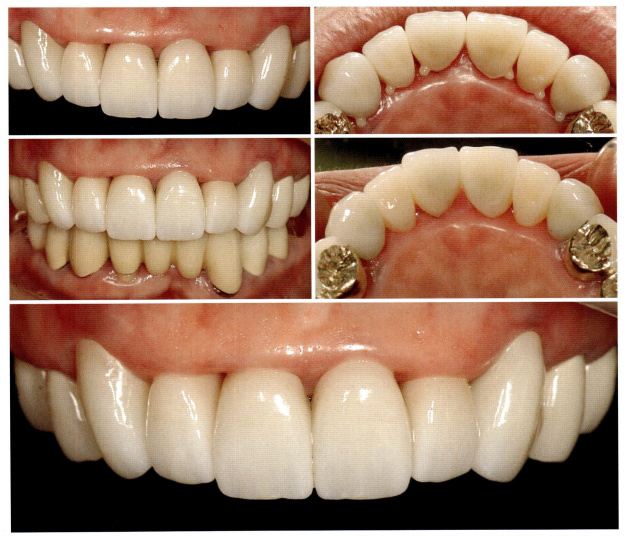

8-11〜8-15　模型がないため，口腔内で試適するまで当初不安であるが，完成したフルジルコニア冠6前歯は内面調整，コンタクト調整ともに無調整で装着することができた．従来の間接法では考えられないほどチェアタイムが短縮された

天然歯ブリッジ症例

Case 09 臼歯部 3 歯ブリッジ（ジルコニアセラミック）

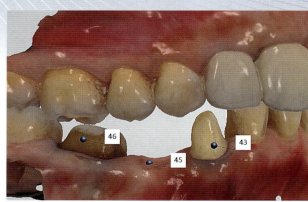

> **Case 09 .... POINT**
> 臼歯部ブリッジのケース．形成後，口腔内スキャナーデータで支台歯形成の平行性を確認する必要がある．平行性が悪いことに後で気づき，患者を再来院させて再形成するという二度手間が省ける．

9-1　臼歯部 3 歯ブリッジのケースである

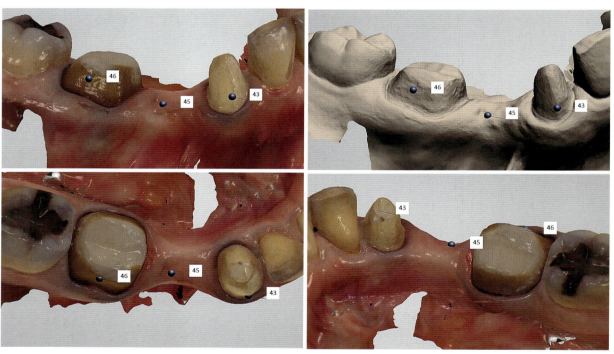

9-2 〜 9-5　圧排糸を挿入した状態でスキャニングを行い，画像を見てマージンラインの確認を行う

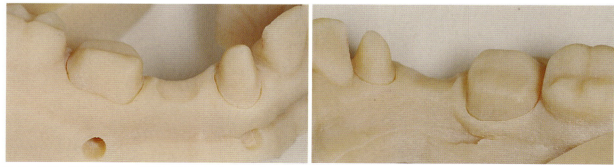

9-6，9-7　3D プリンター模型を製作したが，フルジルコニアのケースでは作業模型は本来必要ない

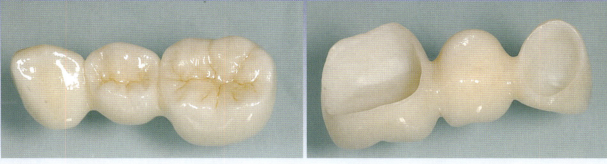

9-8, 9-9 完成したモノリシックのフルジルコニアブリッジ

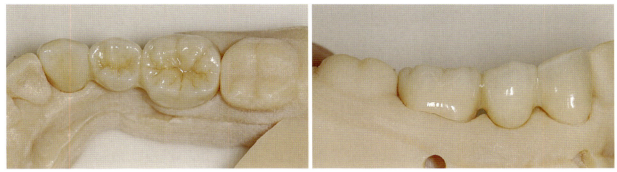

9-10, 9-11 完成したフルジルコニアブリッジを，3Dプリンター模型に試適してみると，コンタクト調整せずに装着できる

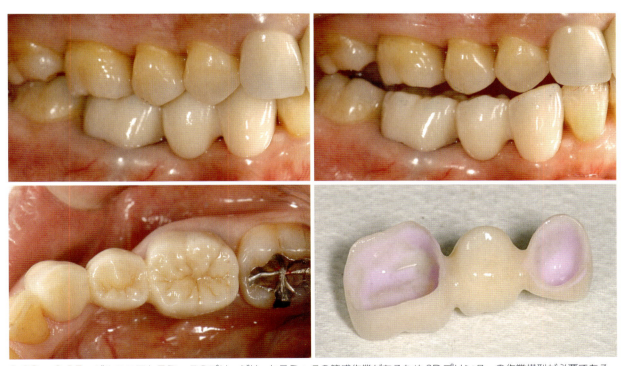

9-12〜9-15 ジルコニアセラミックのブリッジは，セラミックの築盛作業があるため3Dプリンターの作業模型が必要である．隣接面と咬合面はジルコニア．口腔内試適時，隣接面コンタクト，咬合面コンタクトともに無調整で適合した

天然歯ブリッジ症例

Case 11 上下顎ブリッジ（ジルコニアセラミック）

> **Case 11　　　　　POINT**
>
> 支台歯形成前にスキャニングを行い，モックアップしてミリングしたテンポラリークラウンを製作しておくと，そのデータを用いてジルコニアブリッジ製作時のモデリングの参考になる．

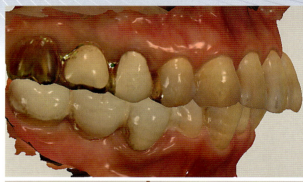
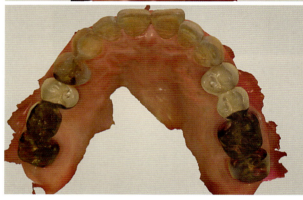
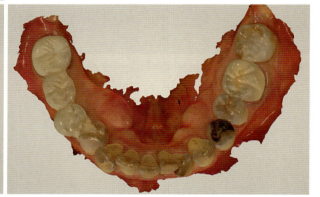

11-1〜11-3　上下顎の臼歯部3歯ブリッジ．術前に口腔内診査のためスキャニングを行い，治療計画を立てていく

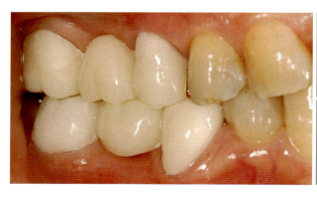
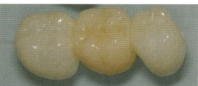
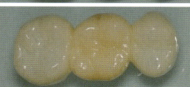

11-4〜11-6　術前のスキャニングデータからモックアップを行い，そのままテンポラリー冠をミリングして製作する

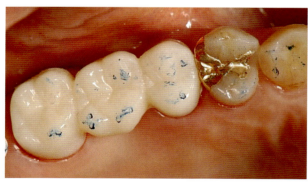
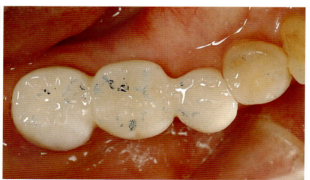

11-7，11-8　データからミリングして製作したテンポラリー冠は，口腔内での調整時間が従来法より短い

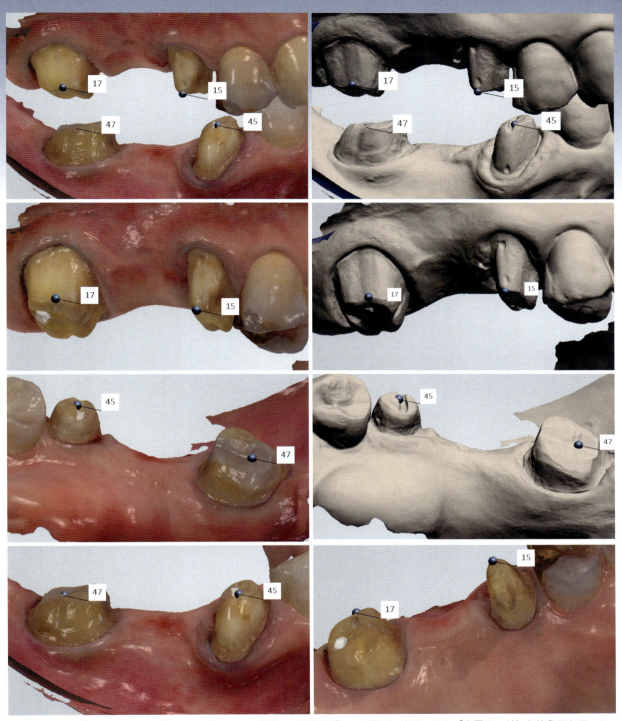

11-9〜11-16 スキャニングデータを多方向から観察し，問題点がないか見つけ出す．また「白黒モード」を使うことで，マージンラインの確認も容易に行うことができる

> Case 11 **POINT**
> 　上下顎の支台歯の平行性とマージンが正確にスキャニングできているのか，スキャニング画面で必ず確認を行い，修正が必要であれば再度圧排，形成をして再スキャニングを行う．間接法と違いその場ですぐに確認修正ができるので患者の負担も少ない．

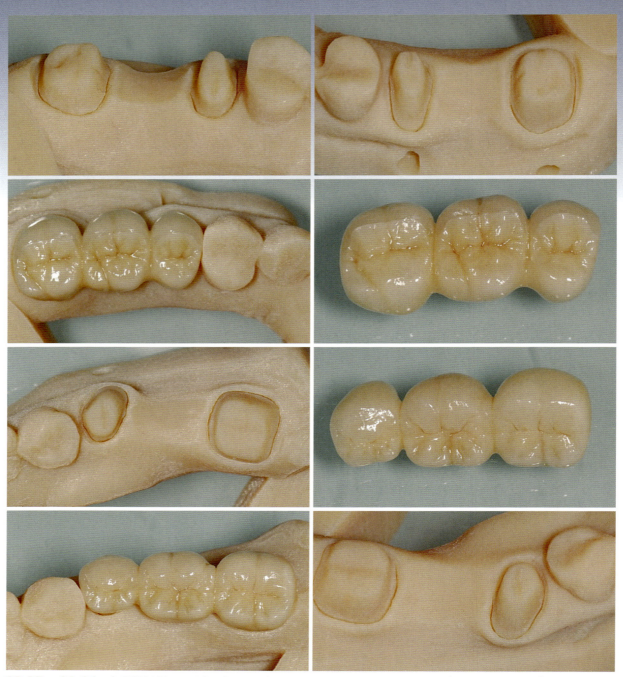

11-17～11-24 本症例はジルコニアセラミックのケースであり，セラミック築盛の作業が必要なため，3Dプリンターの作業模型を製作している

> Case 11 .... POINT

3Dプリンター模型でマージンラインの確認を行う．3Dプリンター模型にジルコニアブリッジを装着してみると，無調整でフィットする．もちろん，咬合面，隣接面コンタクト部はジルコニアで，ミリング前のモデリングの形態と同じであるため，調整も必要としない．

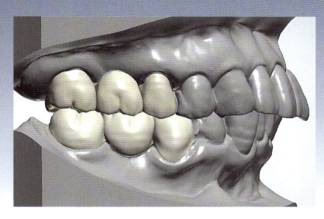

11-25 テンポラリーブリッジ製作時のデータを修正してモックアップした画像

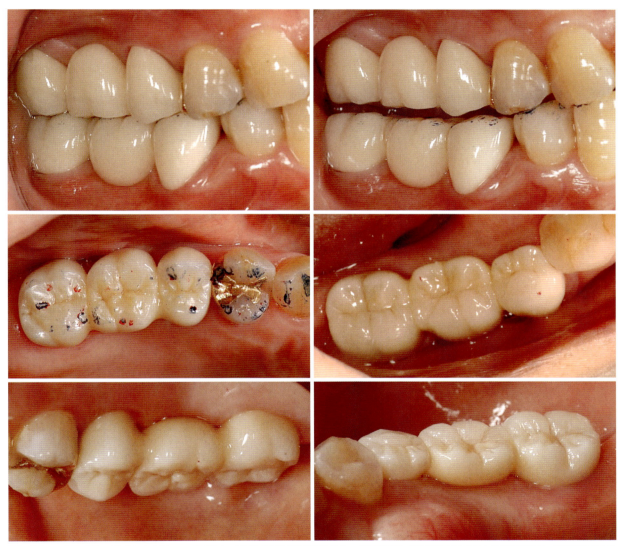

11-26〜11-31 完成したジルコニアブリッジを口腔内に試適すると，内面調整，隣接面コンタクトは無調整で，咬合調整も必要なく装着することができた

天然歯ブリッジ症例

Case 12 前歯部3歯ブリッジ（ジルコニアセラミック）

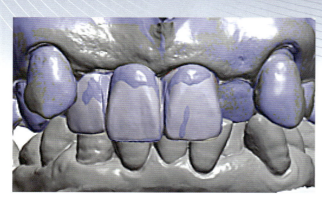

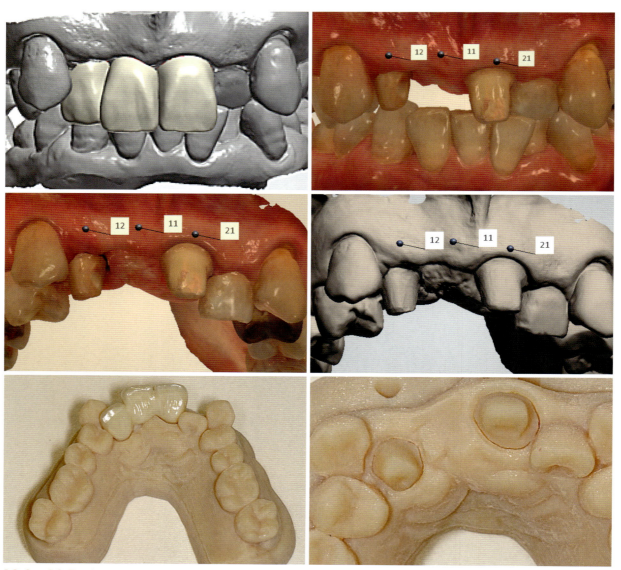

12-1 歯列叢生のケースであり，口腔内のスキャニングが難しいと思われたが，実際に行ってみると問題なくスキャニングすることができた

12-2〜12-7 歯列叢生があるケースでもスキャニングは可能であり，3Dプリンター模型にも正確に再現されていることが確認できる

122

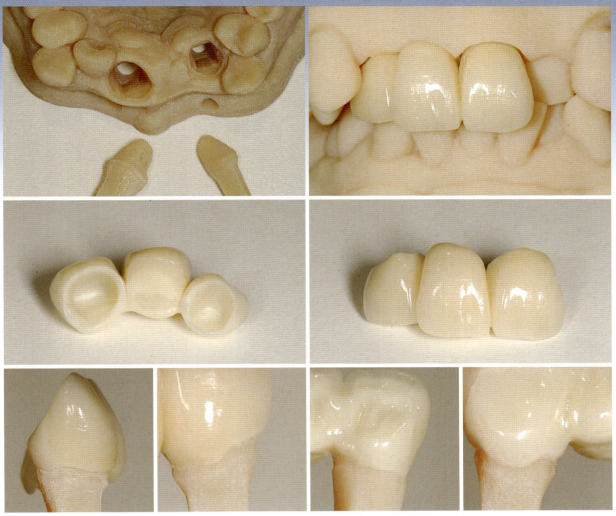

12-8～12-15 ミリングしたジルコニアブリッジは，3Dプリンター模型上でセラミックを築盛して形態を整え，マージンを合わせていく

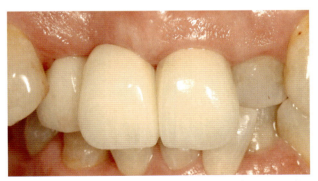

12-16 完成したジルコニアセラミックブリッジは，咬合調整，隣接面コンタクトともに無調整で装着できた．このような変則的なケースにおいても，調整不要な場合が多い

> **Case 12** ································· **POINT**
> 　このような叢生の大きいケースでも，スキャナーの先端を頬舌的に動かすことによって，歯の側面をクリアにスキャンすることができ，調整のいらない修復物が製作できる．

123

天然歯ブリッジ症例

Case 13 上顎4歯ブリッジ（フルジルコニア）

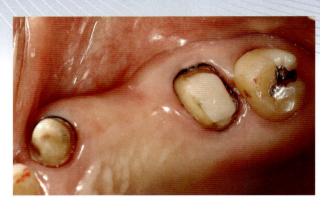

13-1 前歯と臼歯にまたがる4歯ブリッジのケース．現在報告されている systematic review では，3歯ブリッジまでは精度は良好であると報告されているが，ロングスパンのブリッジについては示されていない

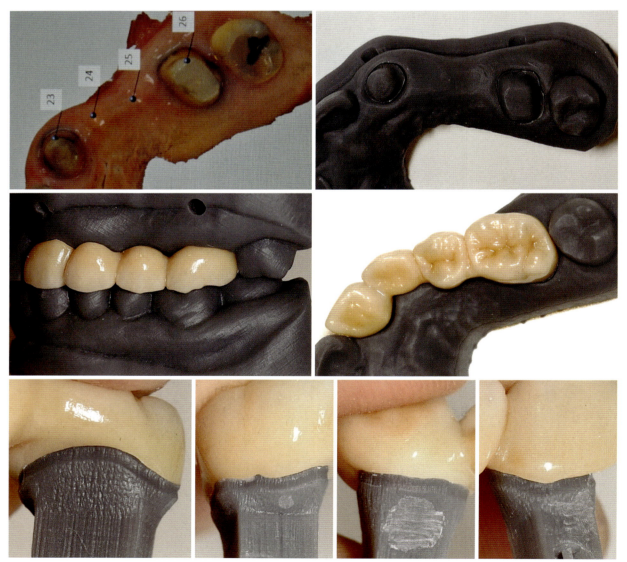

13-2〜13-9 このケースは，フルジルコニアブリッジなので，作業模型は本来は必要ないが，検証のために製作している．3Dプリンター模型にジルコニアブリッジを装着すると，良好にフィットした．マージンのフィットも良好である

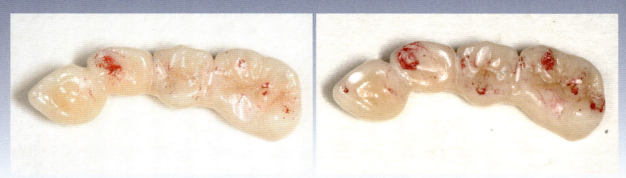

13-10, 13-11 口腔内に試適すると，無調整で良好にフィットしたが，咬合調整が必要であった

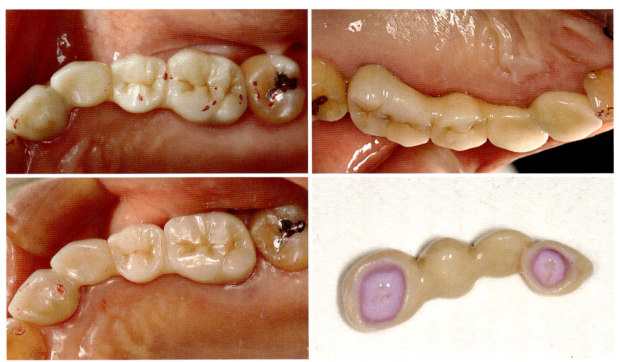

13-12〜13-15 咬合調整後に，研磨を行い装着

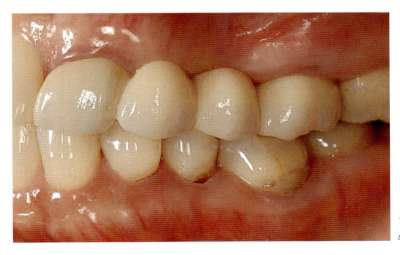

13-16 4歯のブリッジとなると，咬合調整が必要になるケースが増えてくる

> **Case 13**　　　　　　　　　　　　　　　　　　　　　　　　　　　**POINT**
> 　ジルコニア冠の装着時には，口腔内に試適後，唾液タンパク溶解剤を塗布してからレジンセメントで装着する．このケースでは，咬合が安定しなかったため，咬合調整が必要であった．

天然歯ブリッジ症例

Case 14 前歯部6歯ブリッジ（ジルコニアセラミック）

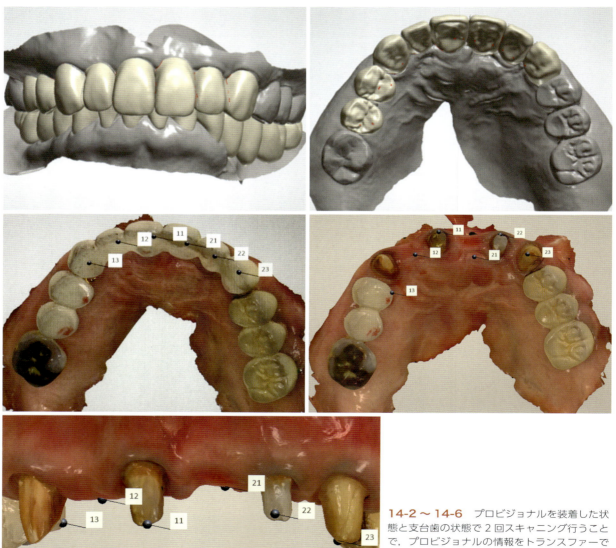

14-1 上顎前歯部4歯支台の6歯ブリッジのケース．2019年現在で報告されている systematic review では，case report が少なく，十分な検討がされていないという理由で推奨されていない

14-2～14-6 プロビジョナルを装着した状態と支台歯の状態で2回スキャニング行うことで，プロビジョナルの情報をトランスファーできる

> **Case 14**　　　　　　　　　　　　　　　　　　　　　　　　　　　　**POINT**
>
> スキャニングは支台歯が多数になったからといって時間が多くかかるわけではなく，少数歯のスキャニングと時間的な差はない．

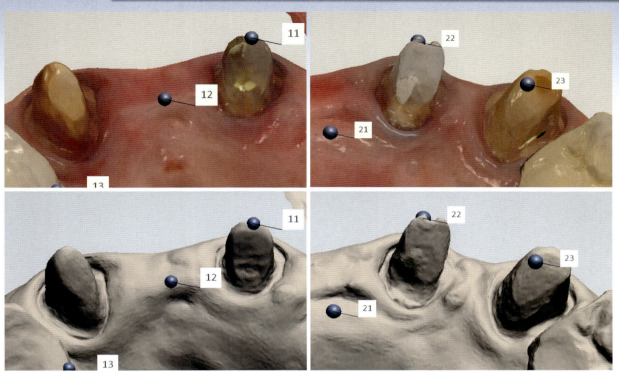

14-7〜14-10　6歯の連結ブリッジは適合性が難しくなるので，支台歯のマージンの確認は十分に注意して行う必要がある

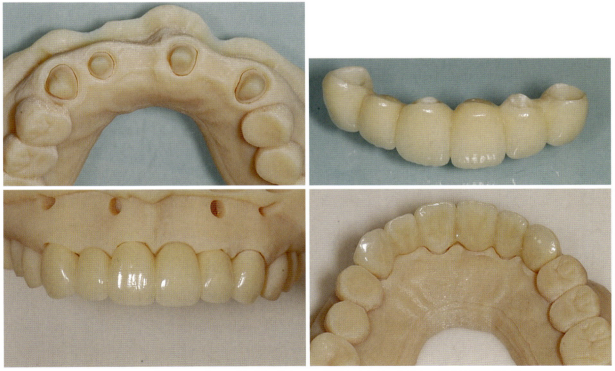

14-11〜14-14　完成したジルコニアブリッジを3Dプリンター模型に合わせてみると，適合は良好である

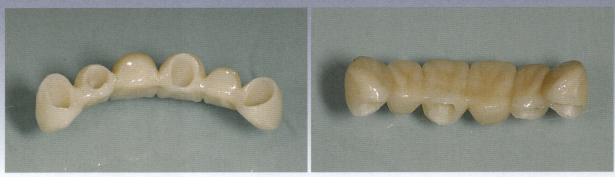

14-15, 14-16 完成したジルコニアセラミックブリッジ．隣接面コンタクトと切端まで，ジルコニアでフレームワークしている

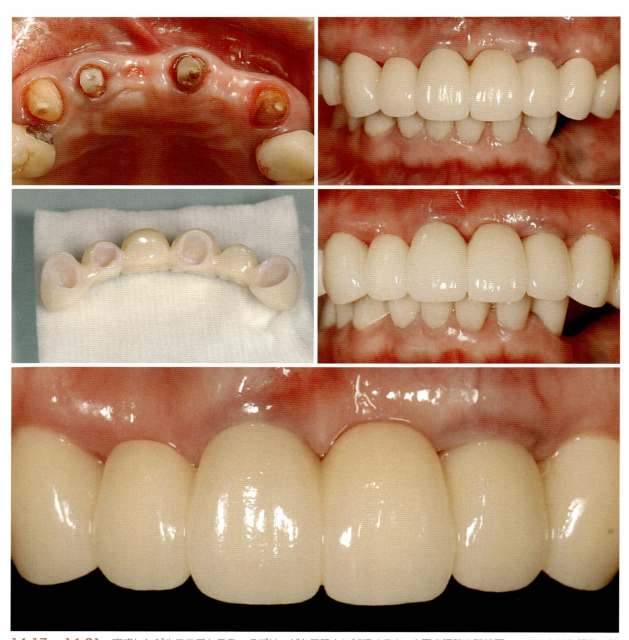

14-17〜14-21 完成したジルコニアセラミックブリッジを口腔内に試適すると，内面の調整や隣接面コンタクトは無調整で装着できた．しかし，ロングスパンのブリッジにおいては，今後，十分な検証が必要である

Column ⑤

ロングスパンブリッジは口腔内スキャナーで製作可能？

　4歯以上のロングスパンブリッジは，現時点で報告されている systematic review 等において，口腔内スキャニングを用いた方法としてはコンセンサスが得られていない．臨床適応を定義するために，さらなる臨床的研究が必要であるとされている．

　最近の多くの論文では，口腔内スキャナーを用いた補綴物の製作は1〜3歯であれば従来の方法と変わらず製作できるとしている．しかし，systematic review では，10年以上前から現在までの論文までを検索しているため，機器の精度にばらつきがあり，慎重な結論に至っていることは容易に想像できる．

　今後は，最近のスキャナー機器だけを用いて得られた多くのレポートをまとめた systematic review が発表されて，臨床適応のコンセンサスが得られることが望まれる（**文献1，2**）．

【文献1】

Rutkunas V, Geciauskaite A, Jegelevicius D, Vaitiekunas M.

Accuracy of digital implant impressions with intraoral scanners. A systematic review.

Eur J Oral Implantol. 2017；10：101–120.

　主に *in vitro* の研究においては，インプラントのデジタルインプレッションは，シングルおよびマルチユニットの従来のインプレッションにかわる有効な手段である．

　しかし，臨床適応を定義するためには，さらなる臨床的研究が必要である．

【文献2】

Mangano F, Gandolfi A, Luongo G, Logozzo S.

Intraoral scanners in dentistry：a review of the current literature.

BMC Oral Health. 2017；17（1）：149.

　現行の口腔内スキャナーは，天然歯およびインプラントの印象法として十分正確である．また，アライナーやサージカルガイドの製造にも適している．

　一方，歯肉出血や深いマージンを検出することは困難である．

　これまでの文献は，天然歯またはインプラントを用いたロングスパン修復物での口腔内スキャナーの使用は支持していない．

天然歯ベニア冠症例

Case 15 ベニアセラミック 2 歯 (e.max press)

> **Case 15 ・・・・・・・・・・・・・・・・・ POINT**
>
> ベニアセラミック 2 歯のケース．マージンラインの設定が見えやすいため，口腔内スキャナーでは得意とするところ．スキャニングは容易である．

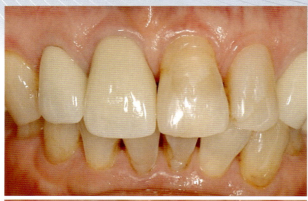
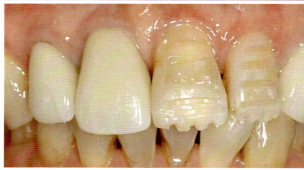
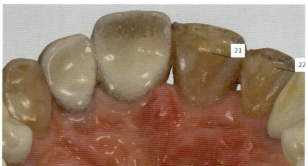

15-1 〜 15-3 ベニアセラミック 2 歯のケース．通法に従い，ベニア形成後にスキャニングを行う

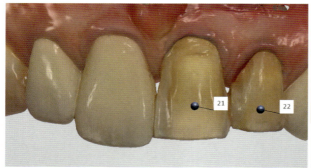
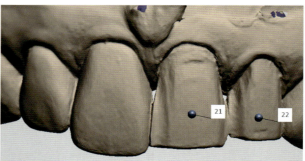

15-4, 15-5 スキャニングはとても簡単で，短時間で行うことができる

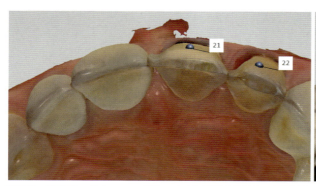
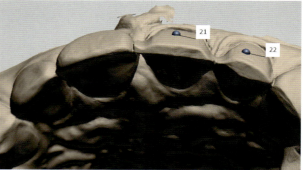

15-6, 15-7 スキャニング後，すぐに画像を確認して形成量のチェックを行い，3D プリンター模型の製作とベニアのモデリングを行う

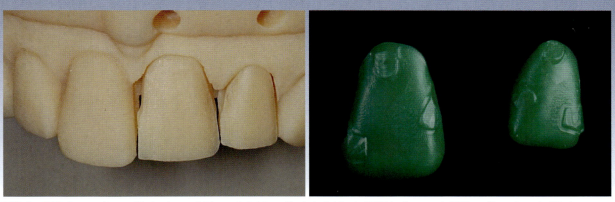

15-8, 15-9 モデリングしたベニアのデータをミリングし出来上がった WAX パターンを埋没, プレスして完成した e.max press のベニアを 3D プリンター模型に試適. 適合精度は高い

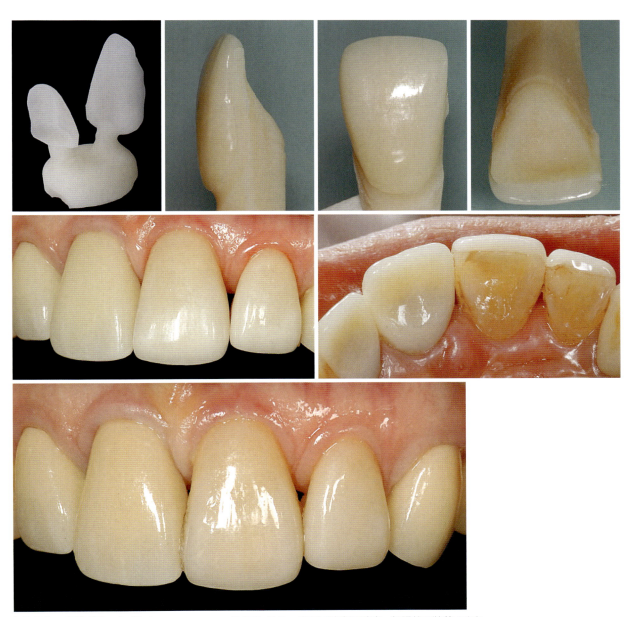

15-10 ～ 15-16 完成した e.max press ベニアセラミックを口腔内に試適. 無調整で装着できた

天然歯ベニア冠症例

Case 16 ベニアセラミック1歯 (e.max press)

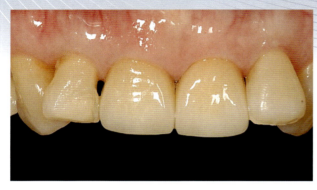

16-1 叢生のある歯列に，e.max press のベニアセラミックで対応したケース

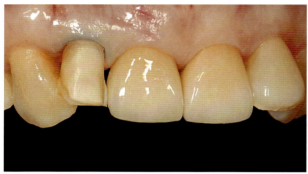
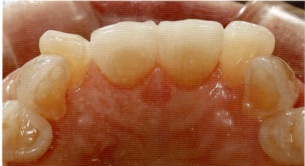

16-2，16-3 このような叢生のある歯列のベニア修復も，口腔内スキャナーは得意とする

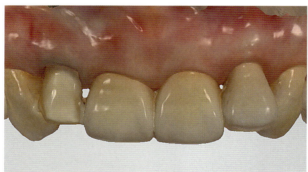
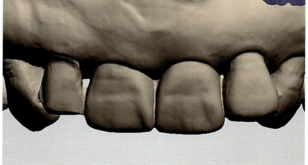

16-4，16-5 形成した口腔内をスキャニングした画像

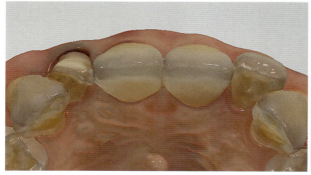
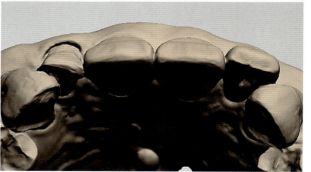

16-6，16-7 スキャニング画像を確認して，ベニアの厚みの過不足を確認する

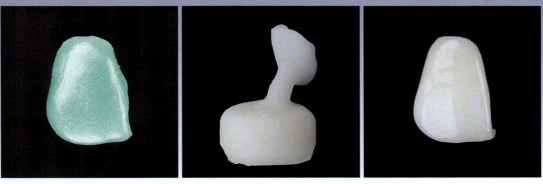

16-8～16-10　ミリングしたWAXパターンを埋没して，e.max pressが完成

> **Case 16** .... **POINT**
> モデリングを行ったデジタルデータを用い，WAXパターンをCAD/CAMでミリングして製作．その後，WAXパターンを埋没してe.max pressのベニアを製作している．

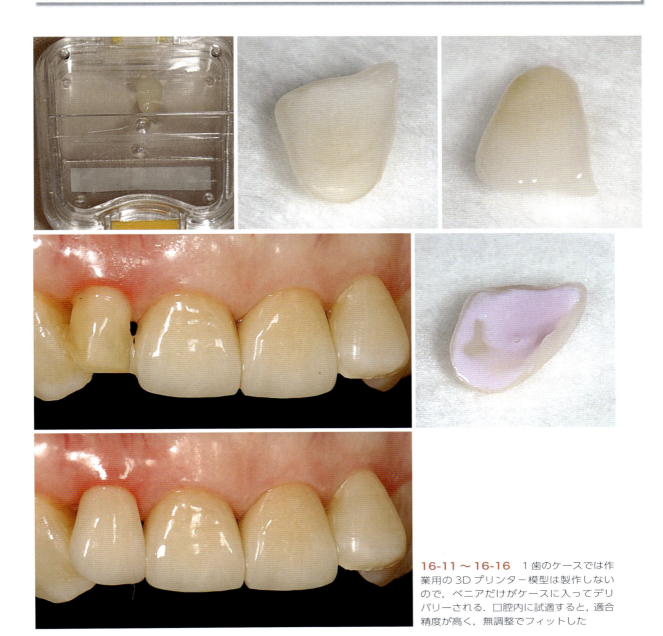

16-11～16-16　1歯のケースでは作業用の3Dプリンター模型は製作しないので，ベニアだけがケースに入ってデリバリーされる．口腔内に試適すると，適合精度が高く，無調整でフィットした

インプラント単独冠症例

Case 17　小臼歯部インプラント単独植立
（ジルコニアセラミック）

> **Case 17　POINT**
> このようなインプラント上部構造の製作には，従来のシリコン印象材を用いたピックアップ印象法と比べ，口腔内スキャナーによる印象法は操作の簡便さ，時間の短縮，患者の負担等すべてにおいて優れている．

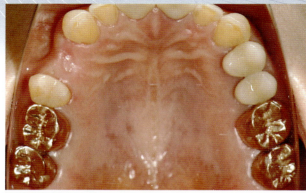

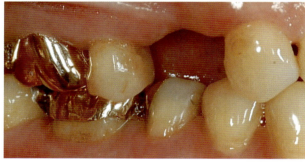
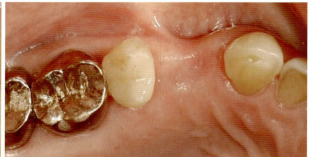

17-1～17-3　上顎小臼歯部1歯欠損で，インプラント埋入を行ったケース

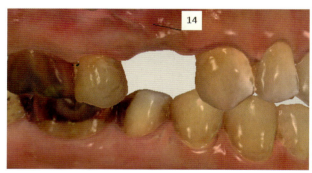
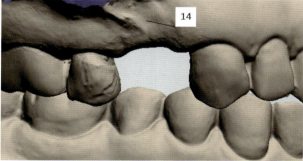

17-4，17-5　口腔内をスキャニングして，「白黒モード」とあわせ咬合関係の確認を行う

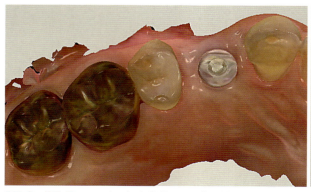
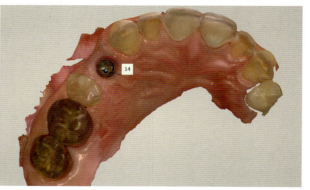

17-6，17-7　scanbodyを装着した画像．装着する前と二通りのスキャニングを行う

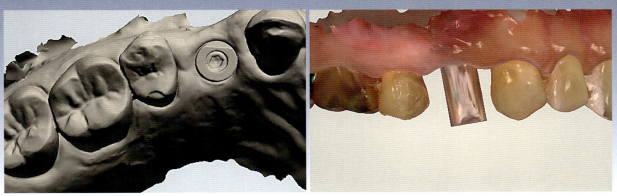

17-8，17-9 scanbodyを装着した画像のチェックを行う．スキャニングは片側で行っている

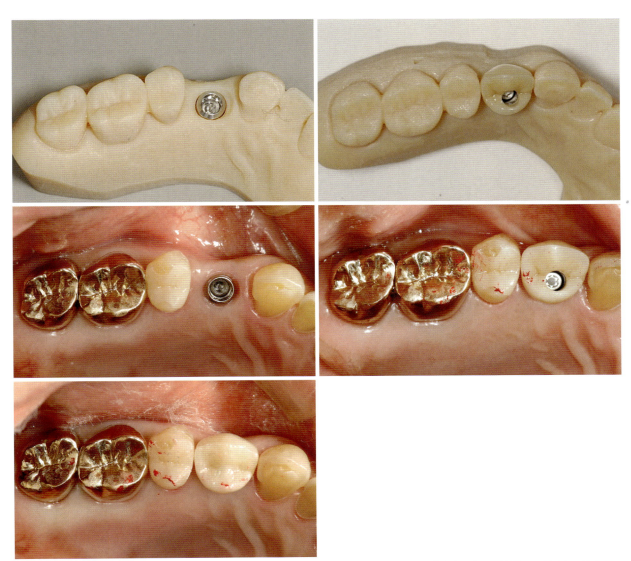

17-10〜17-14 完成したジルコニアセラミック冠を口腔内にスクリューリテインで試適すると，隣接面コンタクト，咬合面コンタクトは無調整でフィットした

インプラント単独冠症例

Case 18 大臼歯部インプラント単独植立（フルジルコニア）

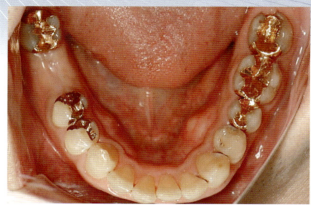

> **Case 18　POINT**
> フルジルコニア冠のインプラント単独植立のケースでは，通常 3D プリンターの作業模型は必要としない．しかし最初のうちは作業模型を製作して，模型との適合性を観察しておいたほうがよい．

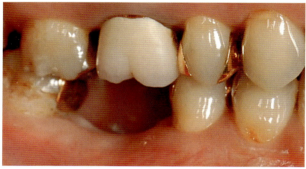
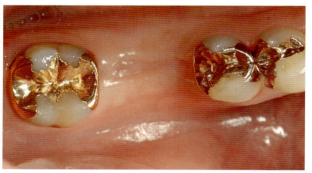

18-1 〜 18-3　フルジルコニア冠のインプラント単独植立のケース．治療前の口腔内情報をスキャニングしておく．診断や治療計画，ガイド製作に必要となる

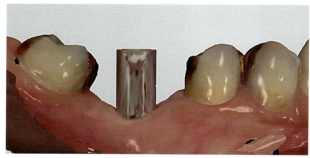
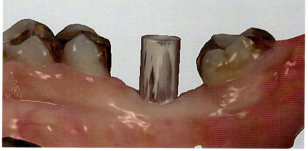

18-4, 18-5　scanbody を装着した状態の頰側，舌側面

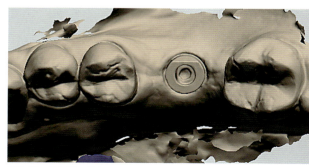
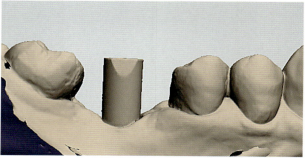

18-6, 18-7　「白黒モード」で，scanbody の形態が正確にスキャニングできているか確認する

136

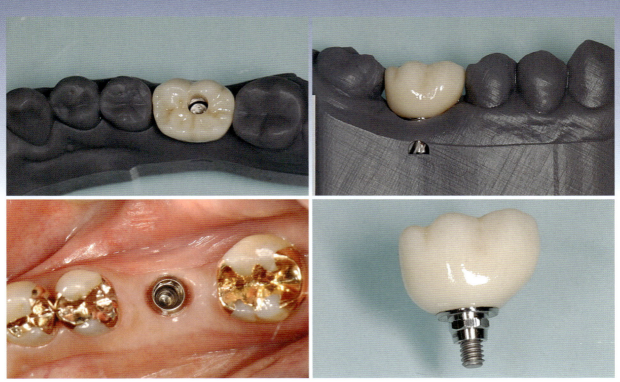

18-8～18-11 このケースはフルジルコニアの上部構造なので，本来は作業模型は必要ない

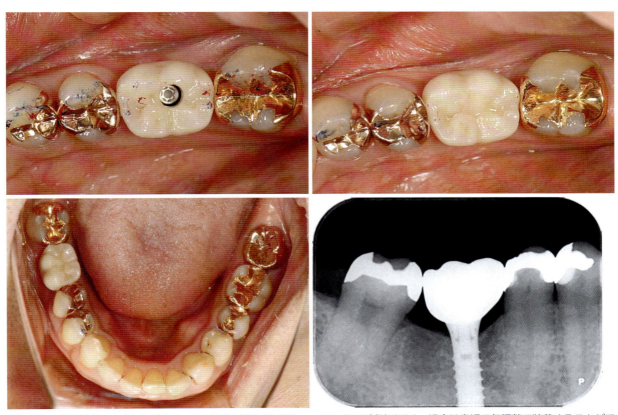

18-12～18-15 完成したジルコニア冠を口腔内にスクリューリテインで試適すると，適合は良好で無調整で装着することができた．デンタルX線写真で確認すると，適合に問題はない

インプラント単独冠症例

Case 19　小臼歯部インプラント単独植立
（フルジルコニア）

> **Case 19　POINT**
> インプラント単独植立のケース．歯間の幅が少なく，scanbody が隣在歯と近接している状態．スキャニングが難しいと思われたが，スキャナーの先端を頬舌的に数回移動させることでスキャニングが可能であった．このように，scanbody と隣在歯が近いケースではスキャニングの工夫が必要である．

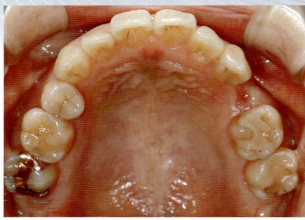
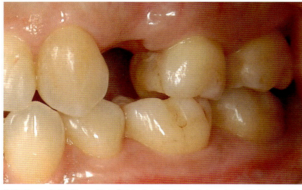
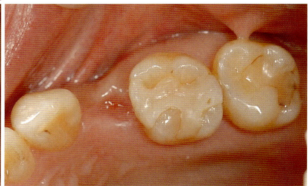

19-1〜19-3　インプラント単独植立のケース．術前の口腔内から，欠損部位の幅が狭いことがわかる

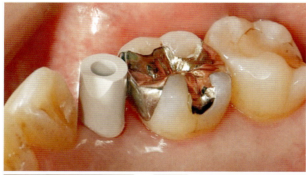
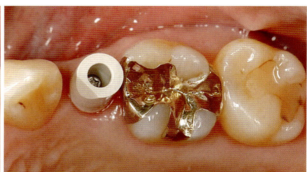
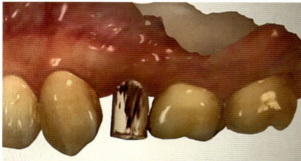
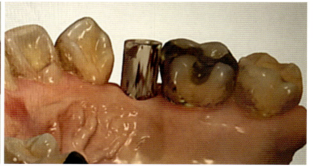

19-4〜19-7　scanbody を装着すると，遠心が隣在歯に近接しているが，スキャニングは可能である

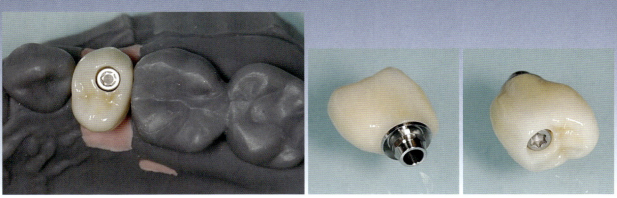

19-8 〜 19-10 このケースも上部構造はフルジルコニアで，本来は作業模型は必要ないが，精度検証のため製作した

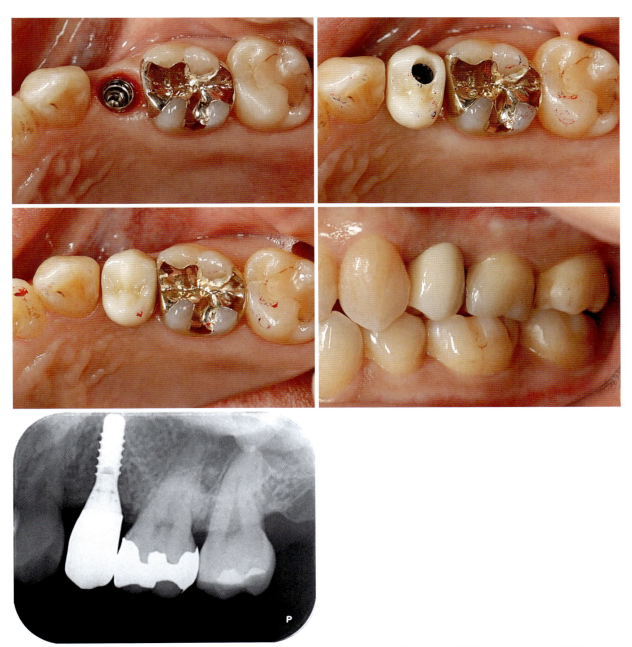

19-11 〜 19-15 完成したフルジルコニア冠を口腔内にスクリューリテインで試適すると，隣接面コンタクト，咬合面コンタクトともに無調整で装着することができた

インプラント単独冠症例

Case 20 大臼歯部インプラント単独植立（フルジルコニア）

> Case 20 ────────── POINT
>
> インプラント単独植立でフルジルコニア冠で上部構造を製作する場合，基本的には3Dプリンターの作業模型を製作することはない．フルジルコニアの上部構造だけがケースに入れられて，デリバリーされてくる．

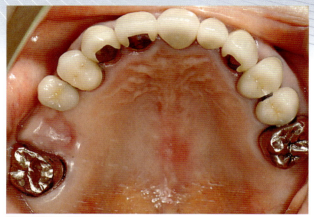
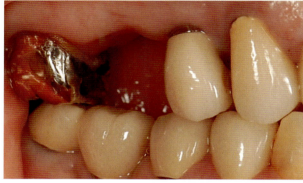
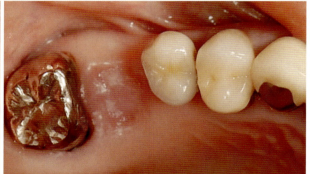

20-1 〜 20-3　インプラント単独植立でフルジルコニア冠にて上部構造を製作したケース．術前の欠損部位の口腔内写真．隣在歯はインプラント補綴が行われている

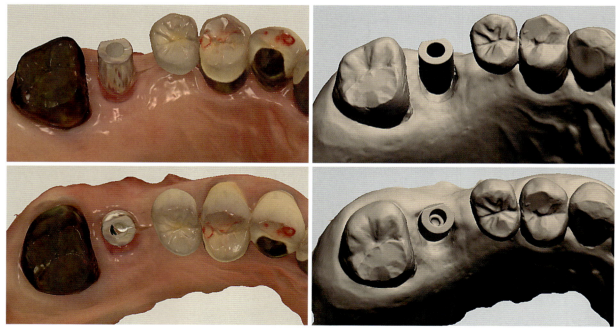

20-4 〜 20-7　scanbodyを装着して口腔内をスキャニングした画像を，「白黒モード」とあわせ確認している

140

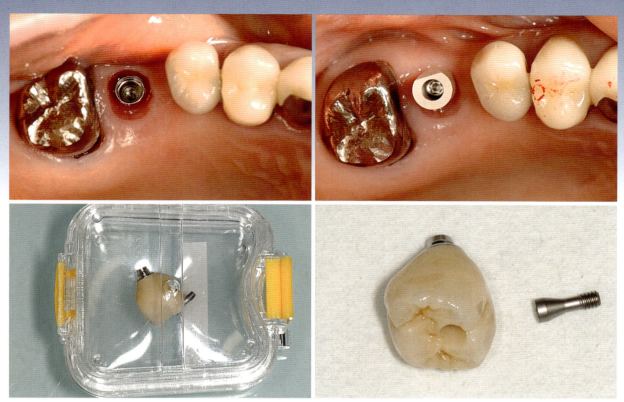

20-8〜20-11　このケースは，上部構造がフルジルコニアなので，3Dプリンター模型は製作しない

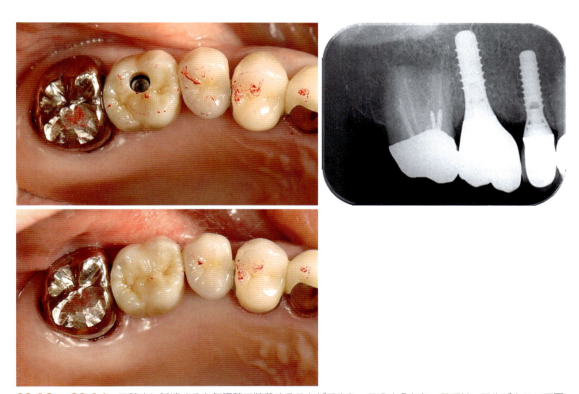

20-12〜20-14　口腔内に試適すると無調整で装着することができた．このようなケースでは，フルジルコニア冠の上部構造だけがデリバリーされてくる．従来法に比べるとシンプルでエコである

インプラント単独冠症例

Case 21 大臼歯部インプラント単独植立 （フルジルコニア）

> **Case 21 POINT**
> インプラント単独植立のケース．隣在歯をPGA冠で補綴している．PGA冠は反射光でスキャニングしにくいので，無影燈のライトを消してスキャニングを行う．

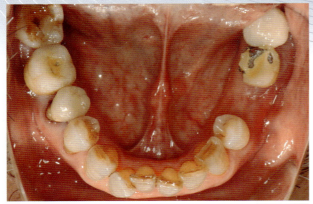

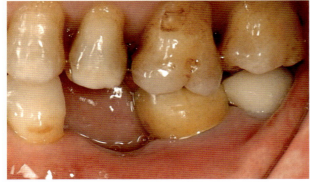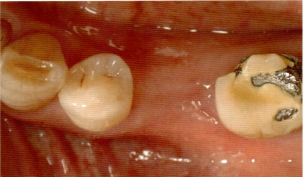

21-1〜21-3 インプラント単独植立のケース．術前の口腔内写真から，欠損部隣在歯のPFMクラウンの破折が確認できる

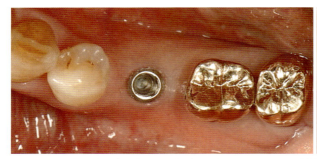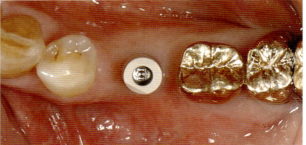

21-4, 21-5 隣在歯に金属冠を装着した後，scanbodyを装着してスキャニングを行う

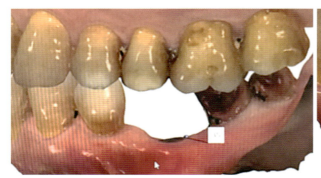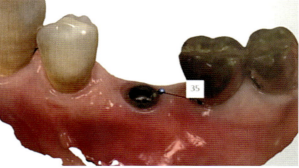

21-6, 21-7 スキャニングは，scanbodyの装着前後の2回行う

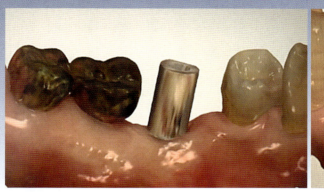
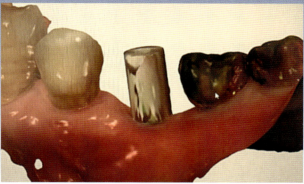

21-8, 21-9　scanbody を装着した後のスキャニング画像

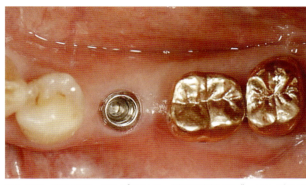
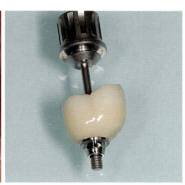

21-10, 21-11　3D プリンター模型は製作せず，フルジルコニア上部構造を製作

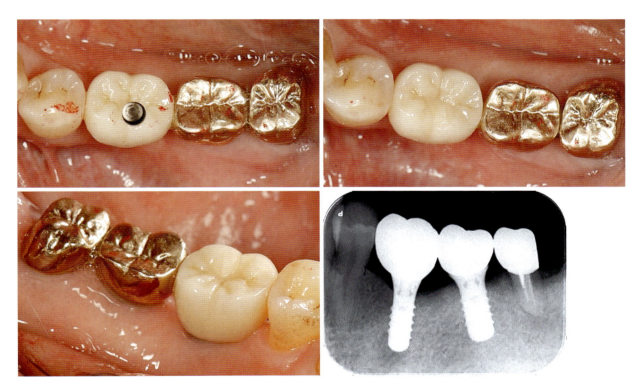

21-12〜21-15　完成したジルコニア冠を試適すると，隣接面コンタクト，咬合面コンタクトともに無調整で装着できた

143

インプラント連結冠症例

Case 22 天然歯とインプラントの混在・前歯部
（フルジルコニア）

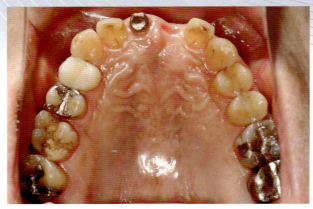

> **Case 22 .... POINT**
> プロビジョナルのデータを取り込んで，アバットメントのサブジンジバルカントゥアを設計．その上にジルコニア冠の最終形態をモデリングすると，必要とするプロビジョナルの形態がトランスファーされる．

22-1 天然歯とインプラントがそれぞれ単独で混在した前歯部のケース．このようなケースでも支台歯と scanbody を丁寧にスキャニングしていけば，天然歯やインプラントの単独歯と同じように製作することができる

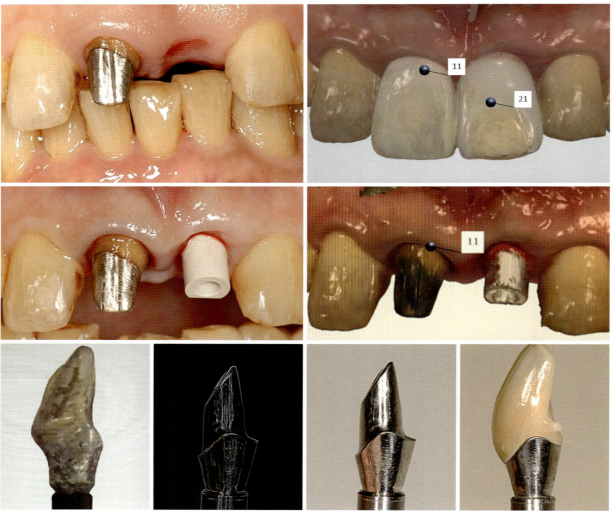

22-2〜22-9 通法のスキャニングに加えて，プロビジョナルのスキャニングを単独で行い重ね合わせることで，サブジンジバルカントゥアをトランスファーできる

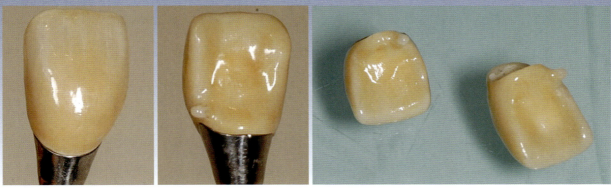

22-10〜22-12 プロビジョナルで製作したサブジンジバルカントゥアのデータを基にして，アバットメントとジルコニア冠に再現する

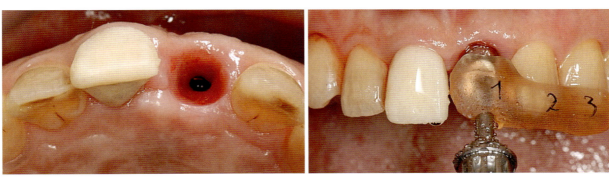

22-13，22-14 完成したアバットメントとジルコニア冠を試適していく

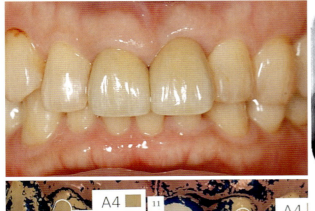

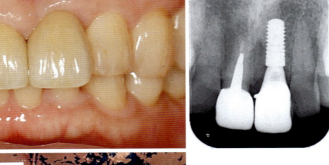

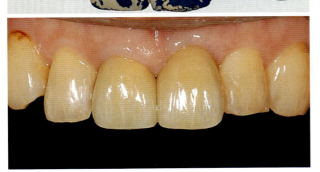

22-15〜22-18 3D shade guide だけで製作した上部構造であるが，不十分なシェードテイキングよりよいかもしれない．今後の精度向上に期待できる

> Case 22 ──────── POINT
>
> 　天然歯の冠とインプラント上部構造を口腔内に試適すると，無調整でフィットした．このケースでのシェードテイキングは，スキャナーに付属している「VITA-3D master shade guide」を使用しているが，いまだ正確ではないと感じる．シェードテイキングは写真データも送付したほうがよい．

インプラント連結冠症例

Case 23 インプラントの連結・臼歯部（フルジルコニア）

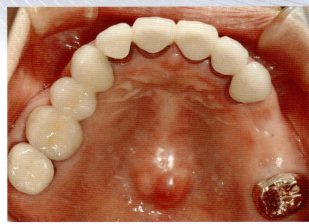

> **Case 23** .... **POINT**
> インプラントの連結は天然歯の連結以上に精度が要求される．しかし口腔内のスキャニングは天然歯の支台歯より scanbody のほうがスキャニングしやすく操作も簡単である．フルジルコニア冠のスクリューリテインなので 3D プリンター模型も製作しない．

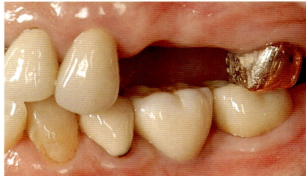
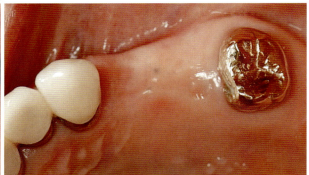

23-1〜23-3　インプラント 2 歯連結冠のケース．術前の口腔内写真を確認すると，2 歯分のスペースしかない

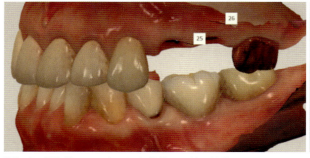
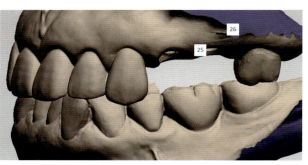

23-4, 23-5　scanbody を装着する前の状態を，はじめにスキャニングする

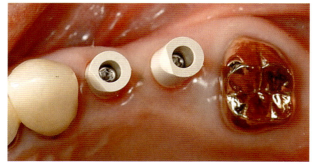
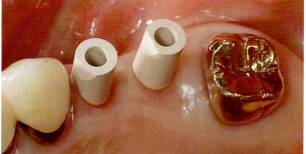

23-6, 23-7　2 本のインプラント体に scanbody を装着する

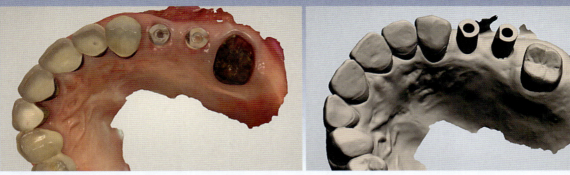

23-8, 23-9 scanbodyを装着した状態でスキャニングを行う

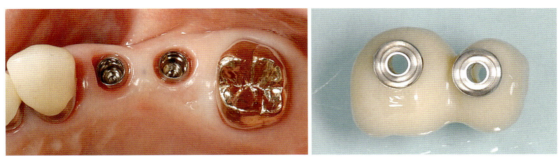

23-10, 23-11 完成したフルジルコニア冠を試適する

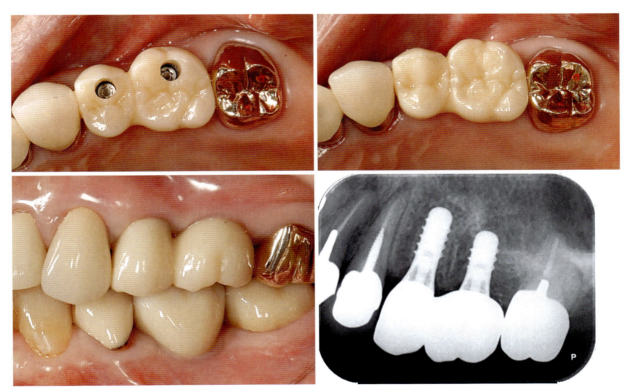

23-12〜23-15 完成した連結フルジルコニア冠を口腔内に試適すると，隣接面コンタクト，咬合面コンタクトは無調整で，スムーズにスクリューリテインで装着できた．デンタルX線写真で確認しても，良好なフィット状態である

インプラント連結冠症例

Case 24 インプラントの連結・臼歯部（ジルコニアセラミック）

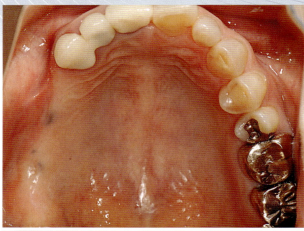

> **Case 24　POINT**
> テッシュレベルインプラントとボーンレベルインプラントが混在しているため，形態の異なるscanbodyをスキャニングする．アバットメントと上部構造を製作するため，3Dプリンター模型も製作する．

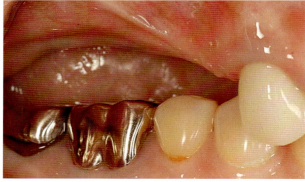
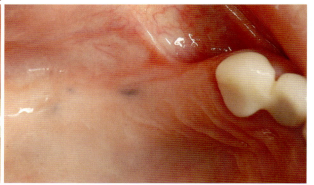

24-1〜24-3　審美部位のため，ジルコニアセラミックの上部構造を用いたケース．術前の口腔内写真を見ると，4|部の咬合高径が少ないことが確認できる

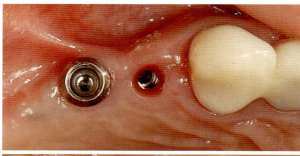
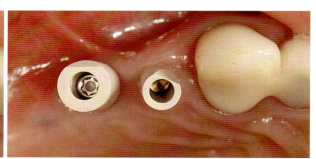
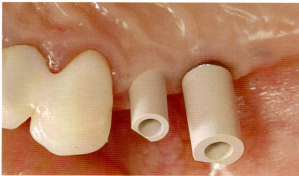
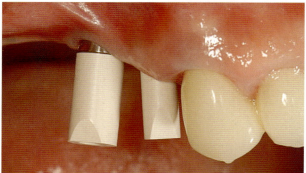

24-4〜24-7　4|部にはボーンレベルインプラント，5|部にはティッシュレベルインプラントを埋入した

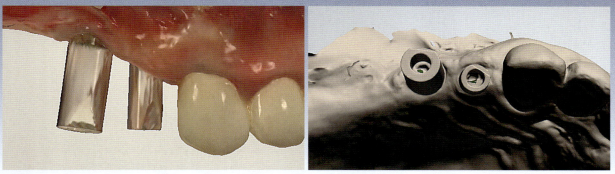

24-8, 24-9 ボーンレベル用とティッシュレベル用の scanbody は，形態が異なる

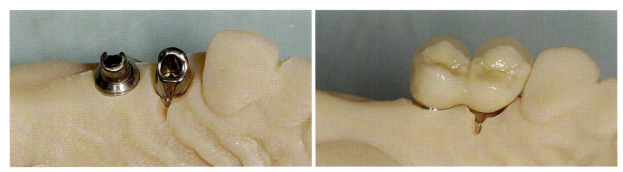

24-10, 24-11 完成したカスタムアバットメントとジルコニア冠を 3D プリンター模型に装着

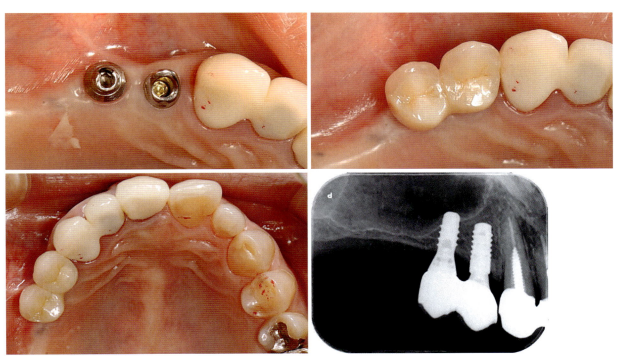

24-12～24-15 アバットメントを装着した後，ジルコニアセラミックの連結冠を試適すると，隣接面コンタクトや咬合調整は無調整でフィットした．連結冠装着時のデンタル X 線写真でも，良好なフィットが確認できる

インプラント連結冠症例

Case 25 インプラントの連結・臼歯部（フルジルコニア）

> **Case 25** **POINT**
>
> 　従来の間接法で使用するシリコーン印象材を用いて，ピックアップ印象で石膏作業模型を製作して完成したフルジルコニアの連結冠．口腔内に試適すると隣接面コンタクトがきつく，調整を行ってフィットさせたが，スクリューがきつく収まらなかった．デンタルX線写真で確認すると近心のインプラントに適合していないことが確認できた．そのため再製作したが，二度目も同じように正確なフィットが得られなかった．石膏模型上では正確にフィットしていたため，三度目は口腔内スキャナーを用いてスキャニングを行った．

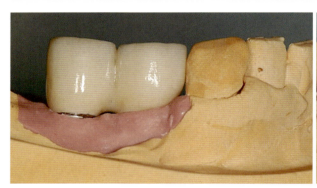 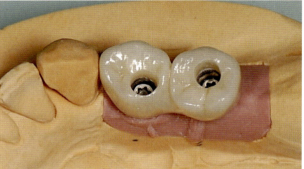

25-1，25-2　間接法から直接法に変更したケース．従来のシリコーン印象を用いて間接法で製作した作業模型とジルコニア上部構造．模型上では適合良好である

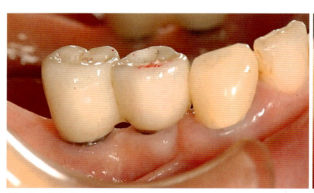 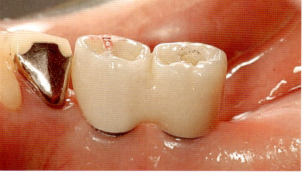

25-3，25-4　口腔内に試適すると，きつくてフィットしない

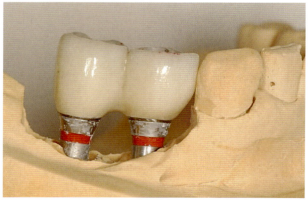 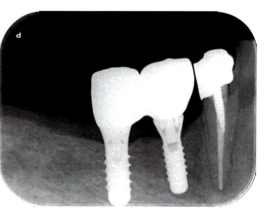

25-5，25-6　作業模型上では適合が良好であるが，デンタルX線写真では浮き上がっている

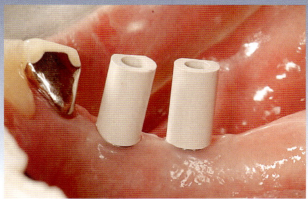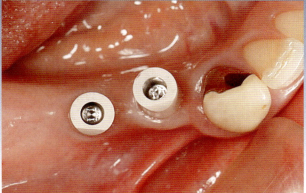

25-7, 25-8 間接法で 2 回製作したが不適合のため，3 回目は口腔内スキャナーを用いて製作した

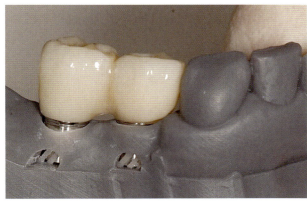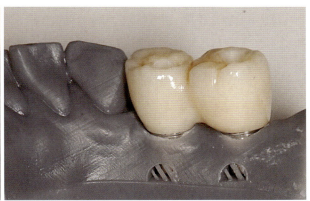

25-9, 25-10 完成したジルコニア冠は，3D プリンター模型では適合良好である

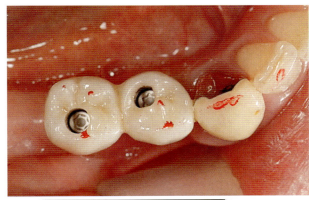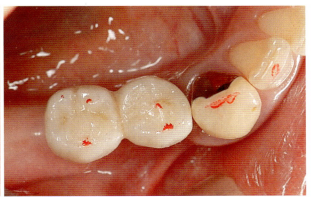

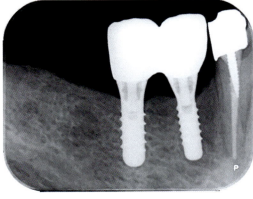

25-11〜25-13 完成したフルジルコニア冠を口腔内に装着すると，隣接面コンタクトと咬合面コンタクトは無調整でフィットした．スクリューリテインもスムーズにトルクをかけられた．デンタル X 線写真でも良好な適合を確認することができた．間接法の目に見えないエラーを再認識できたケースである

ガイデッドサージェリー応用症例

Case 26 前歯部インプラント単独植立
（カスタムアバットメント）

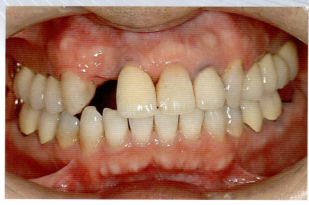
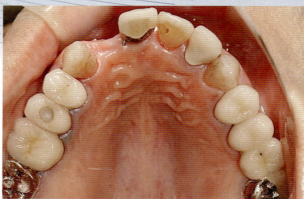

26-1，26-2 前歯部単独欠損で，歯槽堤幅の薄い部位にインプラント埋入を行ったケース

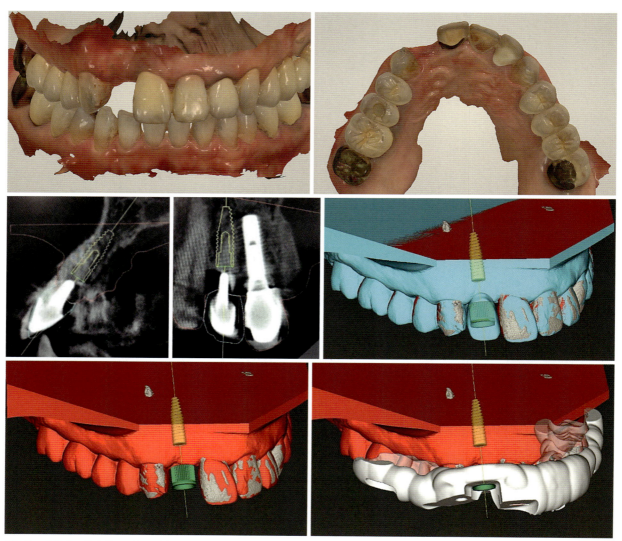

26-3〜26-9 CTデータと口腔内スキャニングデータを重ねてインプラント埋入設計を行い，サージカルガイドを製作する

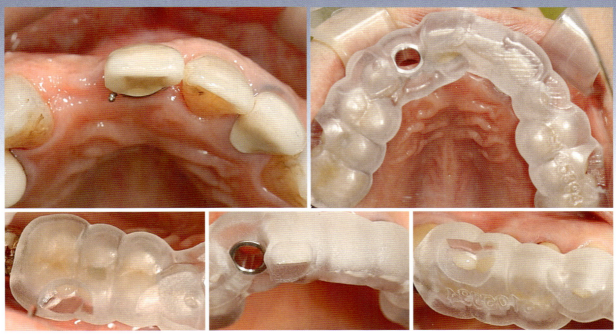

26-10〜26-14 口腔内スキャニングデータを用いて製作したサージカルガイドを口腔内に試適すると，従来のガイドとは違うフィット感がある

> **Case 26** .... **POINT**
> サージカルガイドを口腔内に試適すると，無調整で passive fit した．インプラント埋入手術時にもガイドが動くことなく安心してドリリングできた．

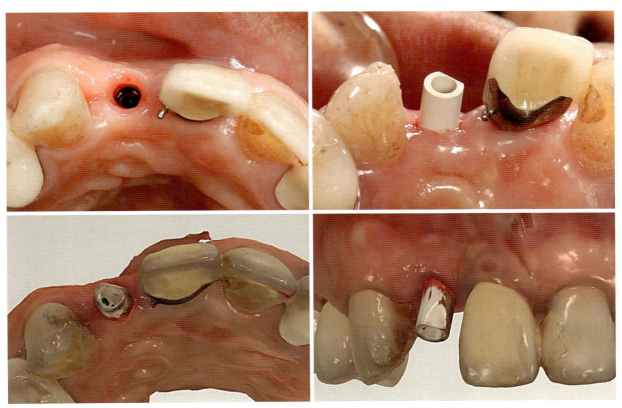

26-15〜26-18 ガイドを用いて埋入してから3カ月後．インプラント上部構造製作のために scanbody を装着してスキャニングを行う

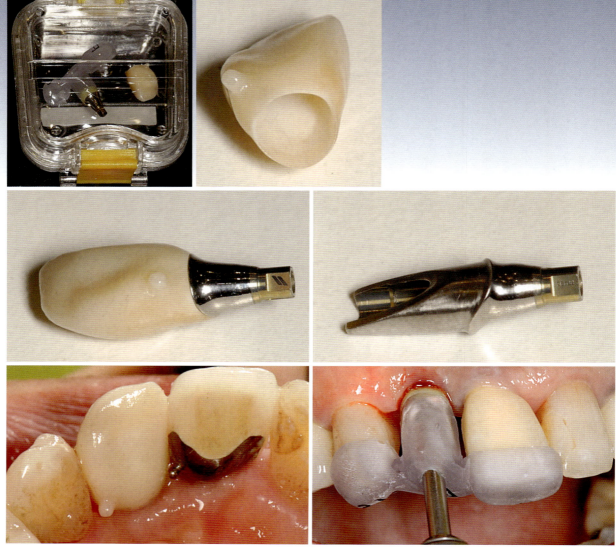

26-19〜26-24　作業模型を製作することなく完成したカスタムアバットメントとジルコニア冠．最初は模型がないと口腔内に装着するまで不安を感じるかもしれない

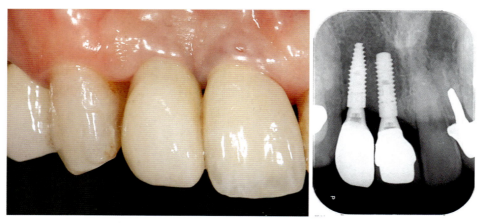

26-25，26-26　3Dプリンター模型は製作せず，出来上がったチタン製のカスタムアバットメントとジルコニア冠を無調整で口腔内に装着することができた

> **Case 26** .... **POINT**
> 上部構造を製作するために口腔内スキャニングデータを用いることで，デジタルガイドを用いて埋入したインプラント体の位置確認を，インプラント埋入後にCT画像を撮らずに確認することができる．

Tooth position	Angle（°）
12	3.10

Base（mm）			
3D offset	Distal	Vestibular	Apical
0.42	0.04	0.42	-0.04

Tip（mm）				
3D offset	Distal	Vestibular	Apical	Aligned
0.33	0.28	-0.18	-0.02	True

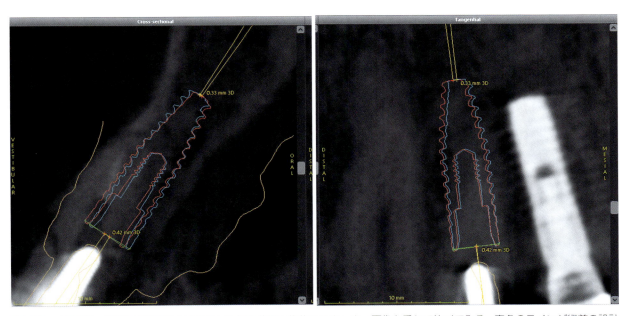

26-27 〜 26-29 術前にCT画像上で設計した埋入位置と術後のスキャナー画像を重ねて比べてみる．青色のラインが術前の設計ラインで，赤色のラインが埋入後である．インプラント体のベースライン部と先端部で位置のずれを確認してみると，ベースライン部で遠心に0.04 mm，唇側に0.42 mm，深度で0.04 mmのずれを確認できる．インプラント体の先端部では，遠心に0.28 mm，口蓋に0.18 mm，深度で0.02 mmのずれを確認できた．すべての測定位置で，0.5 mm以下のずれという結果が，デジタルガイドを用いたインプラント埋入精度である

ガイデッドサージェリー応用症例

Case 27 前歯部インプラント単独植立（スクリューリテイン）

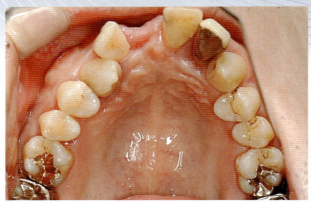
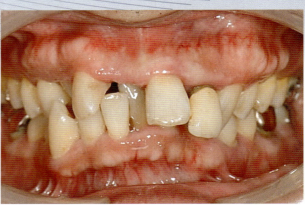

27-1，27-2 叢生が著しい前歯部単独欠損のケース．口腔内スキャニングを行い，インプラント埋入スペースの診断を行う

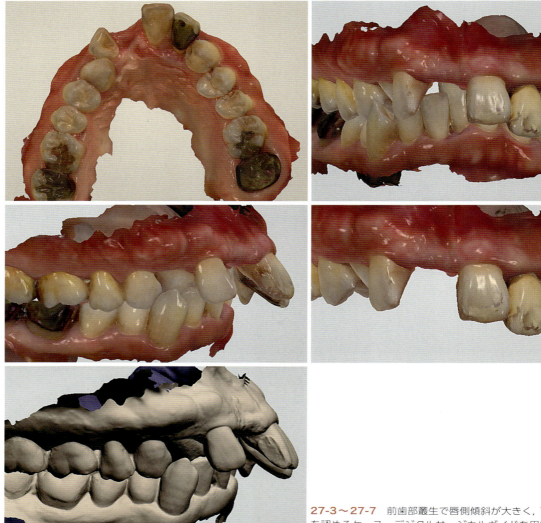

27-3～27-7 前歯部叢生で唇側傾斜が大きく，下顎前歯の挺出を認めるケース．デジタルサージカルガイドを用いたインプラントの埋入を計画

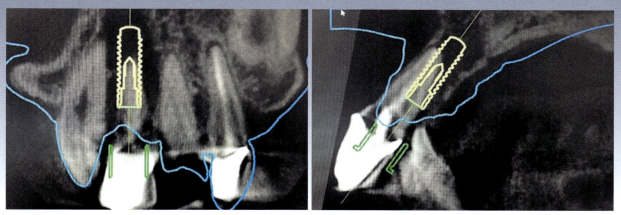

27-8, 27-9 CTデータと口腔内スキャニングデータを重ね合わせた画像上で，インプラントの選択と埋入位置をプランニングする

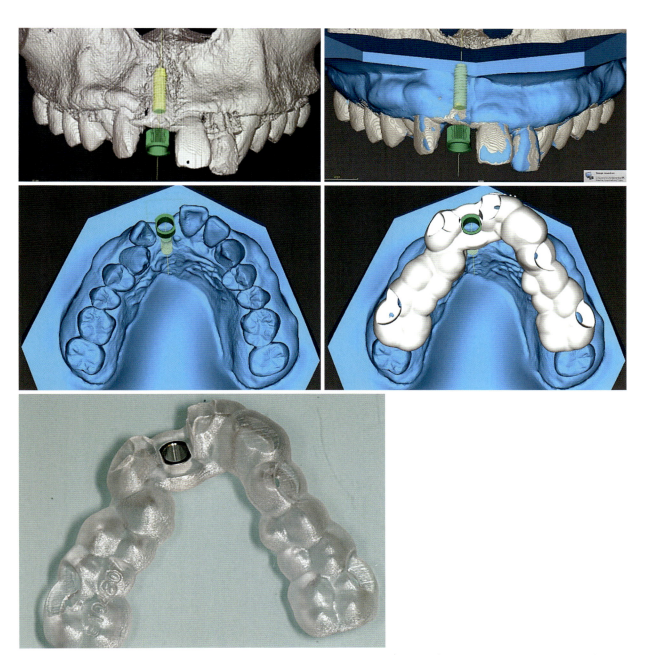

27-10, 27-14 CT画像と口腔内スキャナーの重ね合わせをした画像上で，1̲ にインプラント埋入位置の設計を行い，デジタルサージカルガイドを製作した

> Case 27 ...... POINT
> 製作したサージカルガイドを口腔内に装着すると，passive fit した．インプラント埋入手術時には，ガイドの動きや浮き上がりもなく，スムーズにドリリングが可能であった．

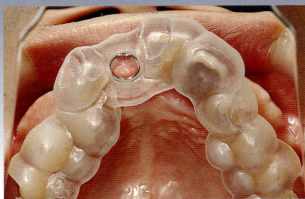
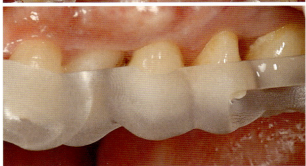
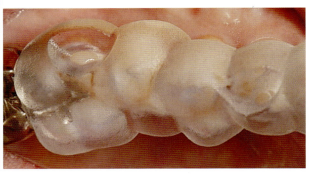

27-15〜27-17 完成したガイドは，従来の方法で製作したガイドとは明らかにフィット感が違う．口腔内に無調整でフィットした

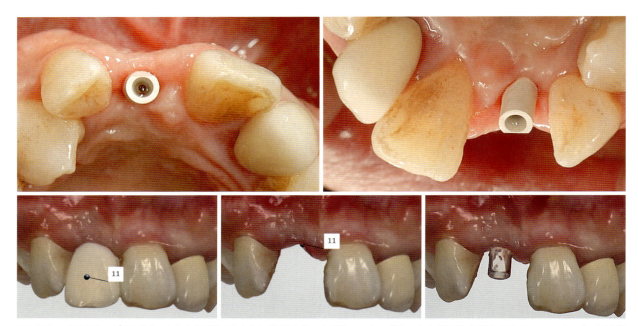

27-18〜27-22 プロビジョナルを装着して十分な調整を行った後に，インプラント上部構造の製作のため，scanbody を装着して口腔内スキャナーでスキャニングを行った

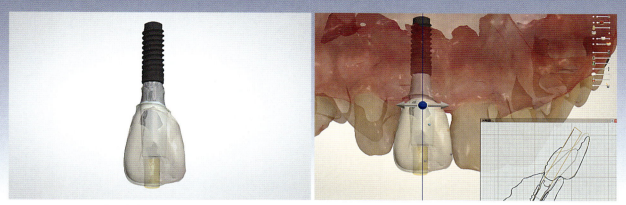

27-23，27-24 プロビジョナルの形態を最終補綴に移行できるように設計を行っていく

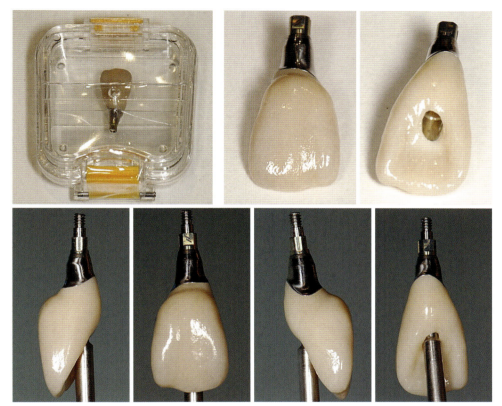

27-25〜27-31 3Dプリンターによる作業模型を製作せずに完成したスクリューリテインタイプのジルコニア冠

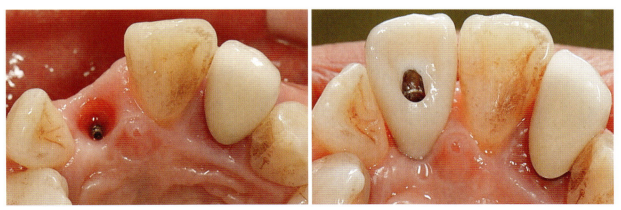

27-32，27-33 口腔内に試適すると無調整で装着できた

159

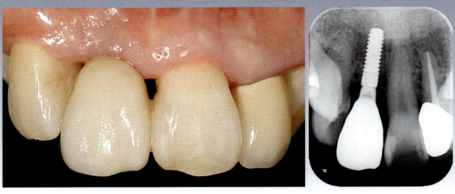

27-34, 27-35 完成した上部構造を装着してデンタルX線写真で確認すると，適合は良好である

Tooth position	Angle（°）
11	3.40

Base（mm）			
3D offset	Distal	Vestibular	Apical
0.34	0.27	0.00	0.21

Tip（mm）				
3D offset	Distal	Vestibular	Apical	Aligned
0.82	0.38	0.70	0.23	True

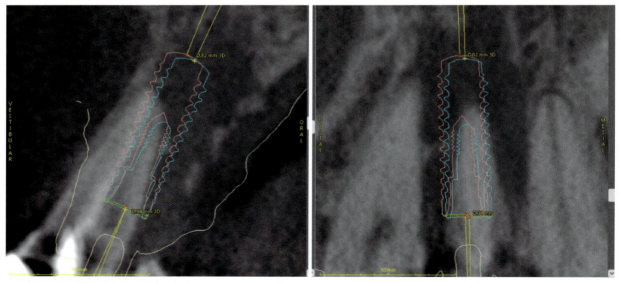

27-36～27-38 埋入誤差検証を行うと，ベースライン部においては遠心に0.27 mm，唇側に0mm，深度0.21 mm．先端部では遠心に0.38 mm，唇側に0.70 mm，深度0.23 mmの誤差であった．精度誤差は最大でも0.70 mm以下である

口腔内スキャナーが診療システムを大きく変える

【口腔内スキャナーがもたらす歯科治療の革新】
- 印象材や石膏材の使用が減り，在庫管理が簡便になる
- 石膏や印象材などの廃棄物が減り，エコである

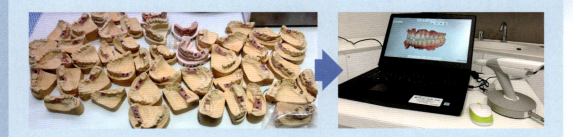

- 歯科医院から歯科技工所への模型の移送が減り，物流が軽減される
- 口腔内スキャナーデータはデジタルデータとして保存ができ，チームスタッフはいつでも使用できる
- デジタルデータは何回も使え，さまざまな応用が可能
- 口腔内データを直接 CAD/CAM に利用できる
- 口腔内データを直接 3D プリンターに利用できる
- データの共有で，口腔内の感染が拡大しない

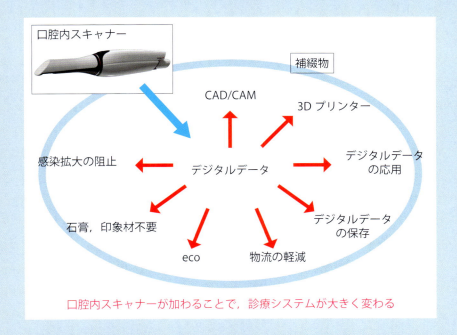

口腔内スキャナーが加わることで，診療システムが大きく変わる

ガイデッドサージェリー応用症例

Case 28 臼歯部インプラント単独植立（スクリューリテイン）

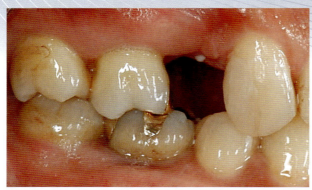

> **Case 28 ················ POINT**
> 小臼歯部にサージカルガイドを用いてインプラントを埋入したケース．CT画像と口腔内スキャニングデータを重ねた画像で，スクリューの開口部が咬合面の中央に来るよう埋入位置の設計を行った．

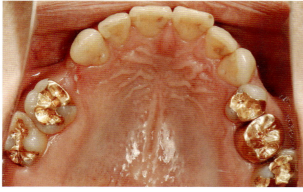
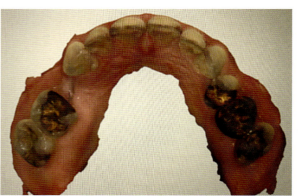

28-1〜28-3 臼歯部の中間欠損のケース

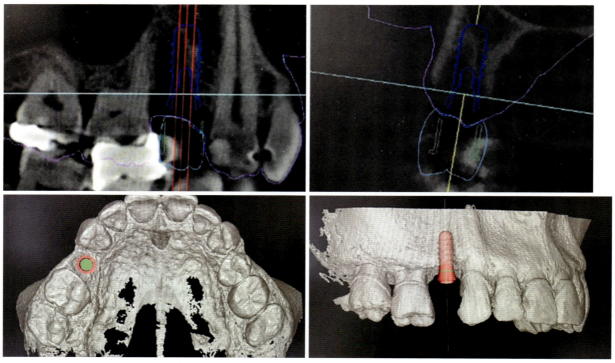

28-4〜28-7 口腔内スキャニングデータとCTデータを重ねて，プランニングを行う

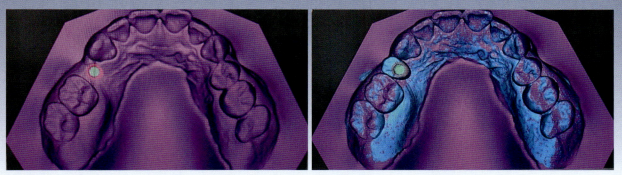
28-8〜28-9　インプラント埋入位置と上部構造の位置を重ねて，スクリューホールの位置を確認する

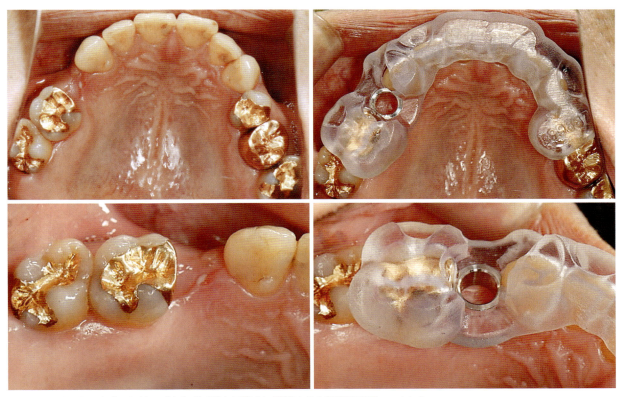
28-10〜28-13　完成したサージカルガイドを口腔内に試適すると無調整でフィットした

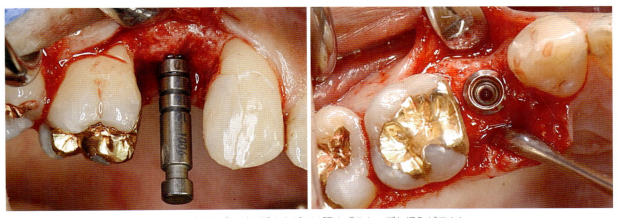
28-14，28-15　埋入手術時にはサージカルガイドの浮き上がりは認めずスムーズな埋入ができた

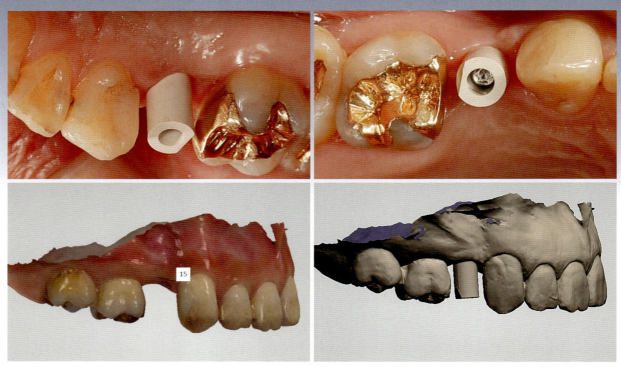

28-16〜28-19　上部構造製作のため，scanbody を装着して口腔内をスキャニングする

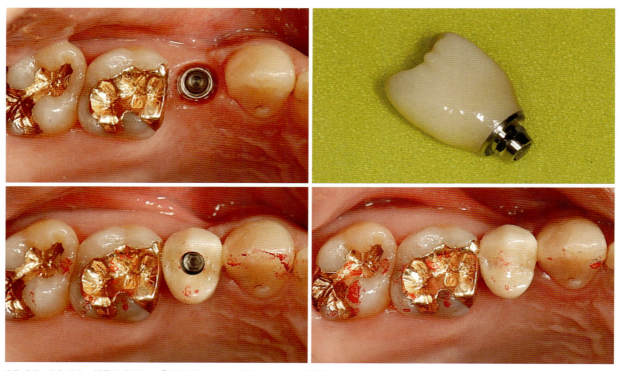

28-20〜28-23　模型を製作せずに完成したフルジルコニア上部構造を口腔内に装着

> **Case 28** .... **POINT**
> 　完成したジルコニアスクリューリテイン冠を口腔内に試適すると，無調整で装着できた．スクリューの開口部は咬合面の中央に位置し，計画どおりの埋入位置となった．

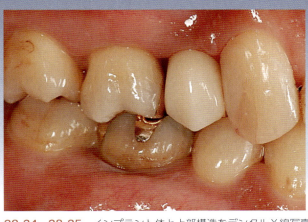
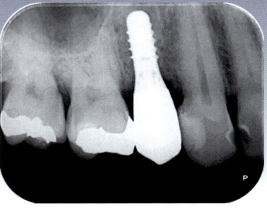

28-24，28-25 インプラント体と上部構造をデンタルX線写真で確認すると，良好な適合が得られている

Tooth position	Angle（°）
14	2.60

Base（mm）				
3D offset	Distal	Vestibular	Apical	
0.50	-0.22	0.45	-0.01	
Tip（mm）				
3D offset	Distal	Vestibular	Apical	Aligned
0.12	0.06	0.10	0.01	True

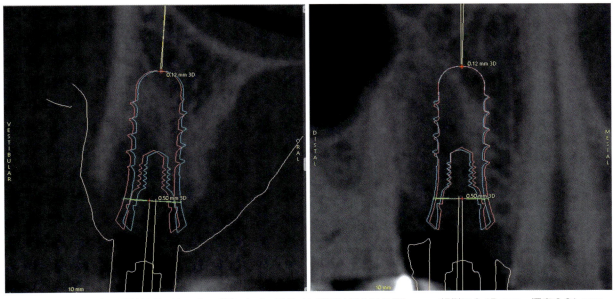

28-26～28-28 埋入誤差検証では，インプラントベースライン部では近心に0.22 mm，頬側に0.45 mm，深度0.01 mm．先端部で遠心に0.12 mm，頬側に0.01 mm，深度0.01 mm，最大誤差で0.22 mm以下という埋入精度が得られた

ガイデッドサージェリー応用症例

Case 29　臼歯部インプラント2歯連結（スクリューリテイン）

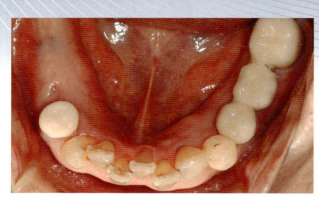

29-1　下顎臼歯部の遊離端欠損部にサージカルガイドを用いて2本のインプラントを埋入し，連結歯を製作したケースである

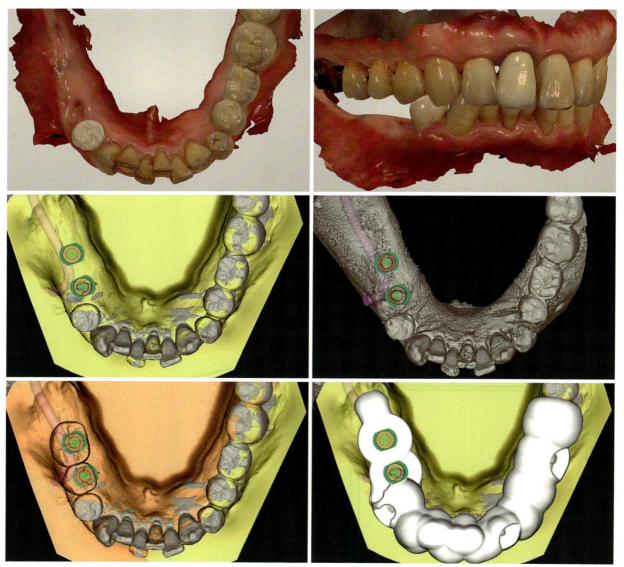

29-2～29-7　口腔内スキャニングデータとCTデータを重ねて埋入位置のプランニングを行い，サージカルガイドを製作していく

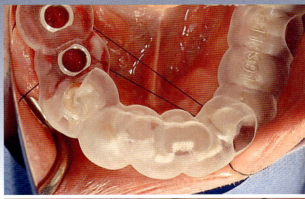

> Case 29 ······ POINT
> サージカルガイドは無調整で装着でき，適合も良好であった．遊離端欠損部のサージカルガイドは固定に不安があるが，片側遊離端欠損で固定歯が多ければ，ドリリング時の浮き上がりはほとんどなく埋入することができる．

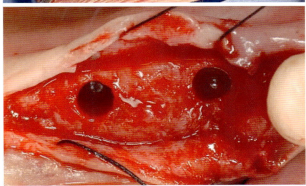
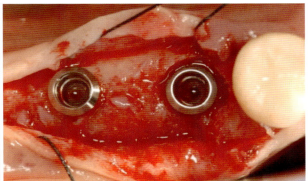

29-8〜29-10　サージカルガイドを口腔内に装着してドリリングを行ったが，ガイドの動きは従来のガイドより少ないと感じる

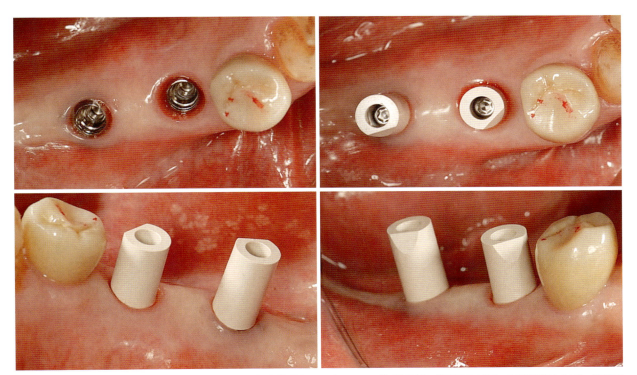

29-11〜29-14　上部構造製作のため，scanbodyを装着してスキャニングを行うが，従来のシリコーン印象法と比べ，簡単でチェアタイムも短い

167

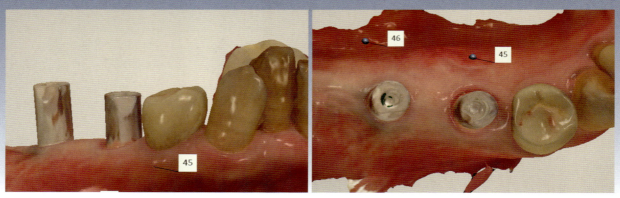

29-15, 29-16　scanbodyをスキャニングした画像．スキャニングは簡単である

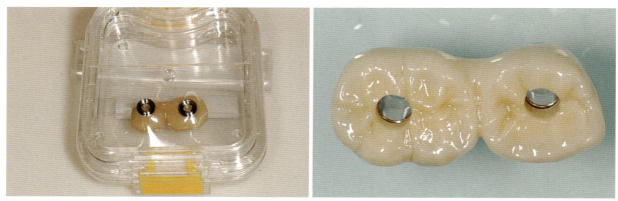

29-17, 29-18　完成したフルジルコニアの連結冠上部構造である

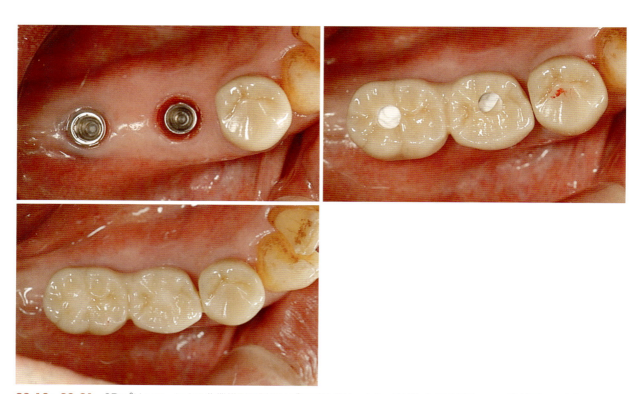

29-19〜29-21　3Dプリンターによる作業模型を製作せずにデリバリーされ，完成したフルジルコニア連結冠．口腔内に試適すると，無調整で装着することができた

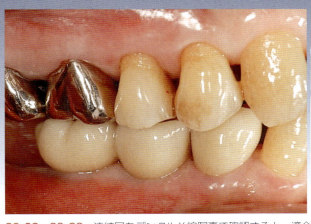 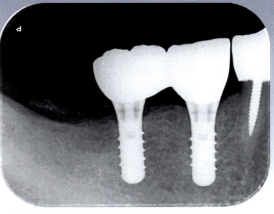

29-22, 29-23 連結冠をデンタルX線写真で確認すると，適合は良好である

埋入計画部位	角度（°）
45	7.10
46	4.50

ベース（mm)			
3Dオフセット	遠心	唇側/頬側	先端
0.43	-0.09	0.42	0.05
0.65	0.47	0.11	-0.45

先端（mm)			
3Dオフセット	遠心	唇側/頬側	先端
0.82	0.27	-0.76	0.13
0.84	0.31	-0.67	-0.41

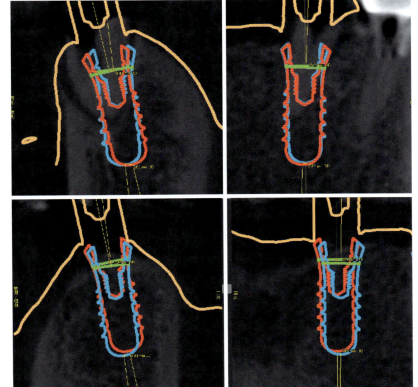

29-24〜29-28 埋入誤差検証では，5̱相当部に埋入したインプラントのベースライン相当部で，近心に 0.09 mm，頬側に 0.42 mm，深度 0.05 mm．先端部で遠心に 0.27 mm，舌側に 0.76 mm，深度 0.13 mm．

6̱相当部に埋入したインプラントのベースライン相当部で，遠心に 0.47 mm，頬側に 0.11 mm，深度 0.45 mm．先端部で遠心に 0.31 mm，舌側に 0.67 mm，深度 0.41 mm であった．

最大誤差は 0.76 mm である

ガイデッドサージェリー応用症例

Case 30 臼歯部インプラント多数植立（スクリューリテイン）

> **Case 30** .... **POINT**
> 両側遊離端欠損ケースでのサージカルガイドは固定歯が少なく前方に限られているため，ガイドの適合が良くても，ドリリング時にガイドの動きを感じる．

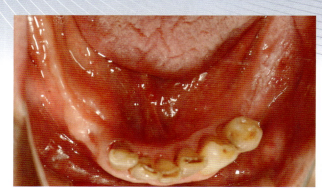

30-1 下顎両側遊離端欠損で，サージカルガイドを用いてインプラントを埋入し，6|6 までの補綴を計画したケース

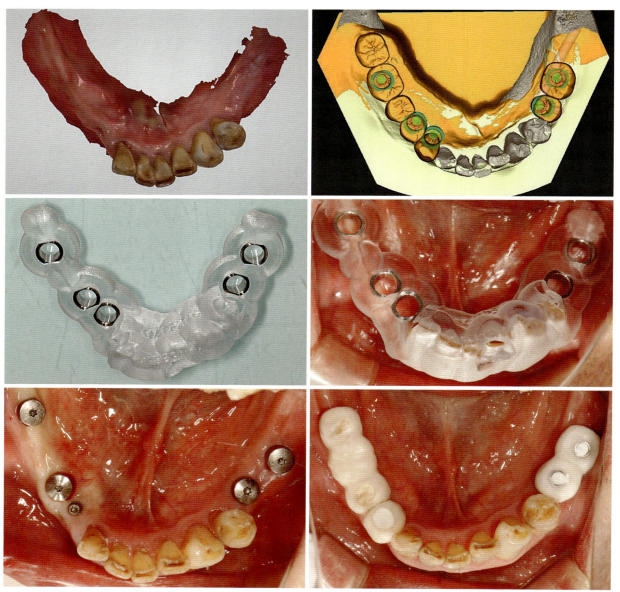

30-2〜30-7 スキャニングデータでプランニングを行い，ガイドを製作して埋入．テンポラリーの装着

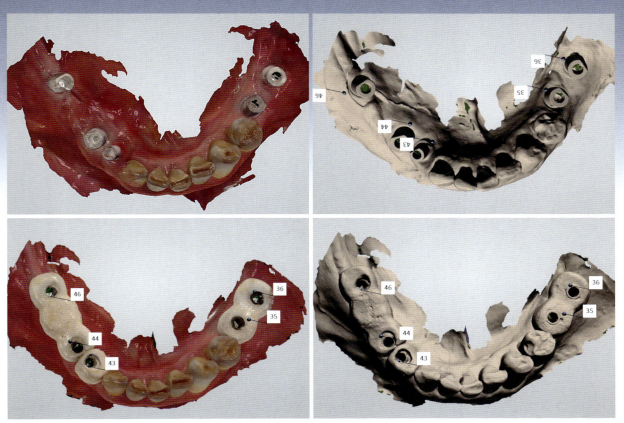

30-8～30-11　上部構造製作のため，scanbody を装着して口腔内をスキャニングする

> **Case 30** ··· **POINT**
> 遊離端欠損のケースでは，プロビジョナルを装着した状態のスキャニングが必要である．

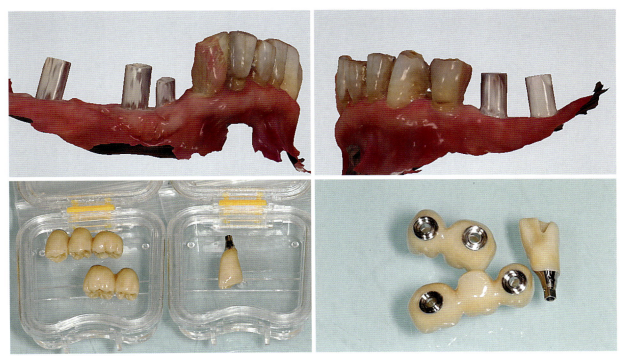

30-12～30-15　両側遊離端欠損部に植立するスクリューリテインによるインプラントジルコニア冠．3D プリンターでの作業模型は作らずに製作した

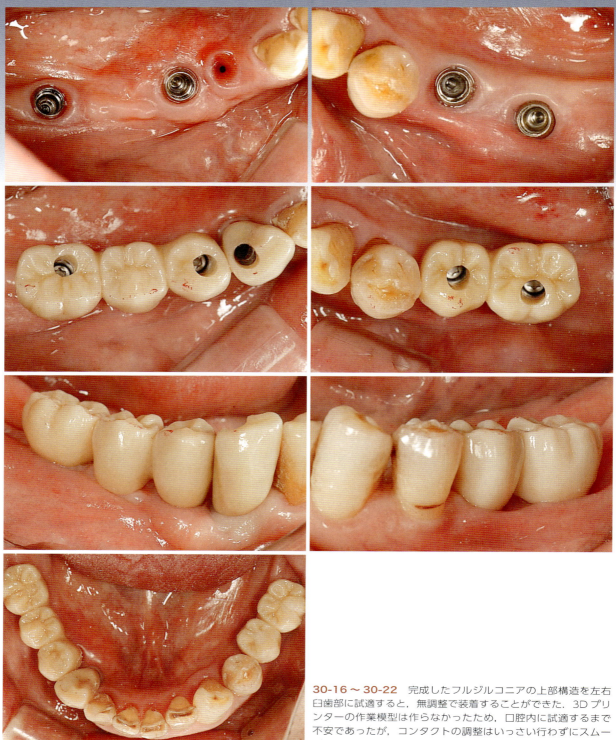

30-16 〜 30-22 完成したフルジルコニアの上部構造を左右臼歯部に試適すると，無調整で装着することができた．3Dプリンターの作業模型は作らなかったため，口腔内に試適するまで不安であったが，コンタクトの調整はいっさい行わずにスムーズなフィットを得ることができた

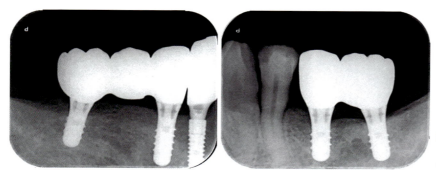

30-23，30-24 上部構造をデンタルX線写真で確認すると，良好な適合が得られている

	遠心（ベース）	唇側/頬側（ベース）	先端（ベース）	遠心（先端）	唇側/頬側（先端）	先端（先端）
36	-1.16 mm	0.49 mm	1.12 mm	-0.47 mm	-0.85 mm	1.26 mm
35	-0.88 mm	-0.07 mm	0.15 mm	-1.51 mm	-0.48 mm	0.19 mm
43	0.26 mm	1.68 mm	-0.20 mm	-0.87 mm	0.71 mm	-0.09 mm
44	-0.99 mm	1.42 mm	-0.25 mm	-0.30 mm	1.02 mm	-0.22 mm
46	-0.78 mm	-0.10 mm	0.59 mm	-0.32 mm	1.29 mm	0.73 mm

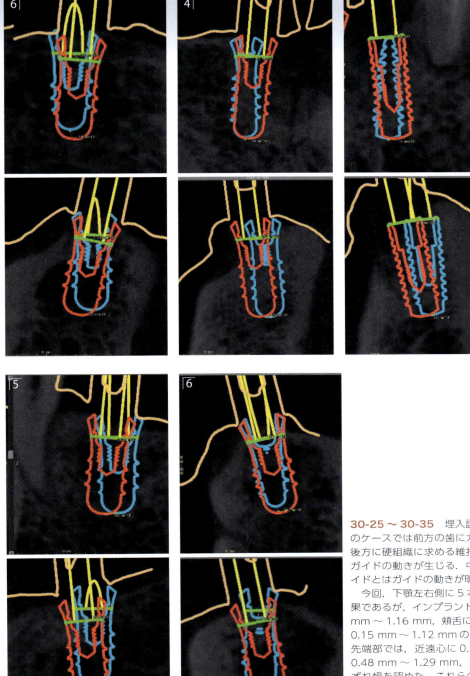

30-25 〜 30-35 埋入誤差検証では，両側遊離端欠損のケースでは前方の歯にガイドの維持を求めているが，後方に硬組織に求める維持がないため，ドリリング時にガイドの動きが生じる．中間欠損や片側遊離端欠損のガイドとはガイドの動きが明らかに違っている．

今回，下顎左右側に5本のインプラントを埋入した結果であるが，インプラントベース部では，近遠心に0.26 mm 〜 1.16 mm，頬舌に0.07 mm 〜 1.68 mm，深度0.15 mm 〜 1.12 mmのずれ幅を認めた．インプラント先端部では，近遠心に0.30 mm 〜 1.51 mm，頬舌に0.48 mm 〜 1.29 mm，深度0.09 mm 〜 1.26 mmのずれ幅を認めた．これらの結果から，両側遊離端ケースでは最大で1.68 mmのずれ幅を認めており，大きなずれが生じる可能性を否定できない．．対策として遊離端後方部にアンカーがあれば誤差は中間欠損のケースに近づくかもしれない

ガイデッドサージェリー応用症例

Case 31 インプラント多数植立（ボーンアンカードブリッジ）

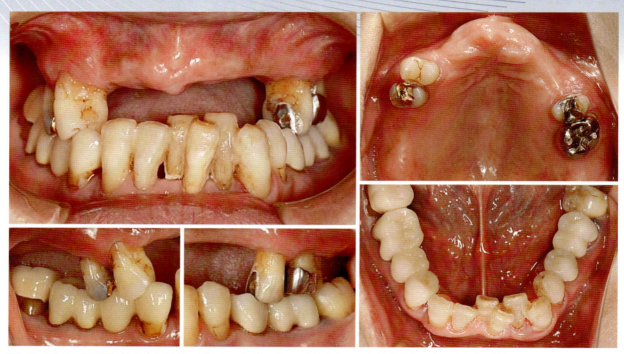

31-1～31-5　前歯部が欠損しており，パーシャルデンチャーを装着していたが馴染めなく，固定式の補綴を望んで来院．前歯部に床付きのブリッジを計画し，インプラント4本をガイドを用いて埋入したケース

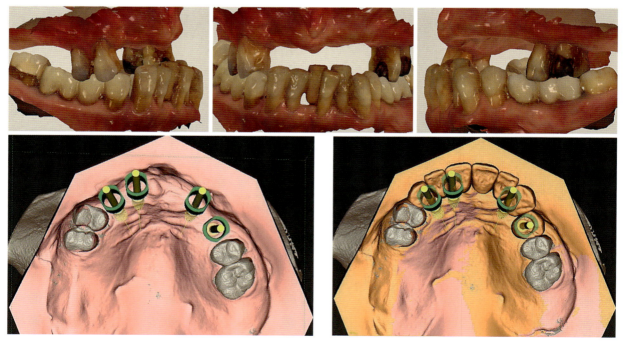

31-6～31-10　下顎も含めてフルリコンストラクションを予定し，口腔内スキャナーでスキャニングを行い，そのデータを用いてガイドの設計とモックアップを行った

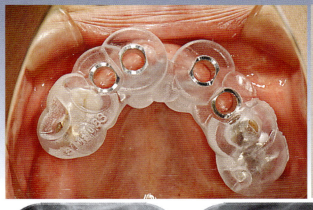
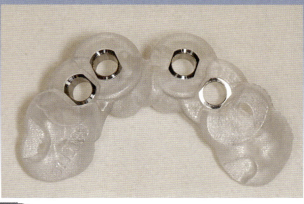
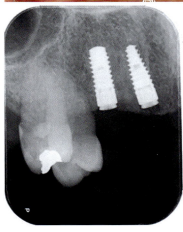
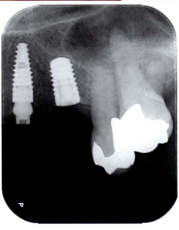

31-11〜31-14　サージカルガイドを口腔内に試適するとスムーズにフィットした．前方の遊離端欠損部は，左右に歯が2本ずつ残っていたため，ドリリング時にガイドの浮き上がりなどの動きはみられず，インプラントを計画どおりに埋入することができた．前歯部は骨幅が薄く，|4 部は上顎洞底が低位置にあった

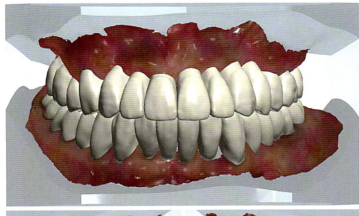
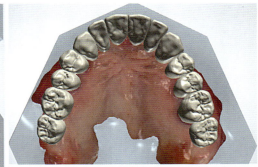
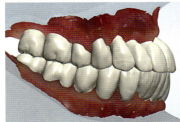
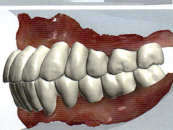
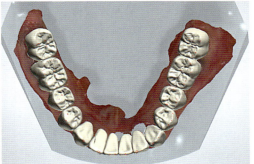

31-15〜31-19　術前の口腔内スキャニングデータを用いてモックアップした画像を患者に見せて，プランニングを行う

> **Case 31** .... **POINT**
> 口腔内スキャナーデータを用いて上下顎の咬合の再構成の補綴形態をデジタルモックアップすることで，インプラント埋入位置の参考にしている．

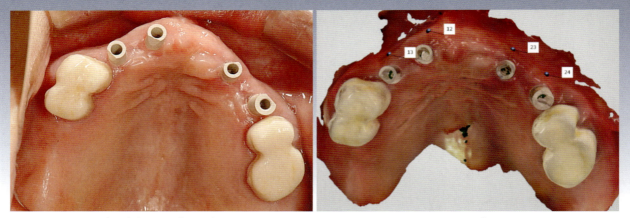

31-20，31-21　プロビジョナルブリッジ製作のため，scanbody を装着して口腔内をスキャニングする

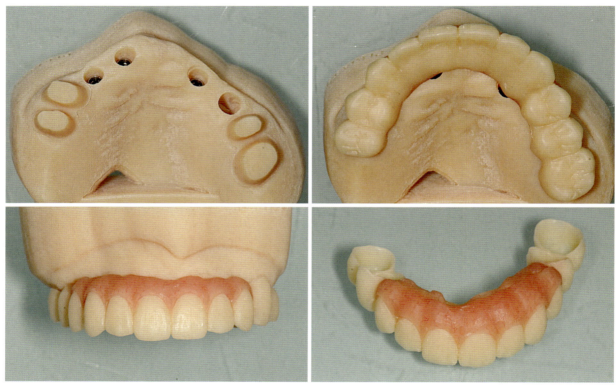

31-22〜31-25　3D プリンター製の作業模型にミリングしてできたプロビジョナルブリッジを試適して，床形態を付与．アバットメントに合わせて製作していく

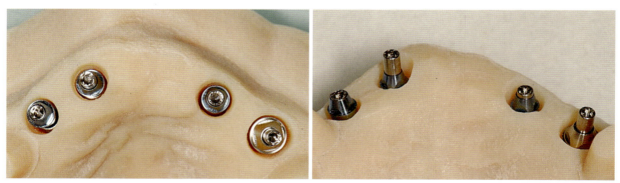

31-26，31-27　3D プリンター作業模型にアバットメントを装着した状態

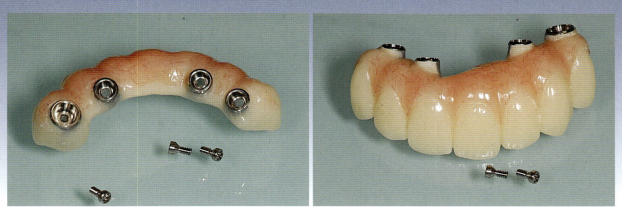

31-28, 31-29 アバットメント連結装置を組み込んで完成したプロビジョナルのボーンアンカードブリッジ

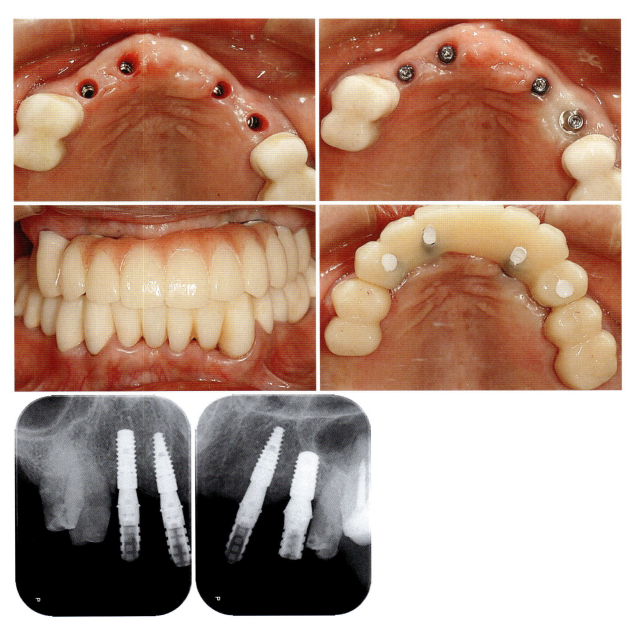

31-30 〜 31-35 口腔内に試適すると無調整で装着できた．デンタルX線写真で適合を確認すると良好な適合が得られていることが確認できた

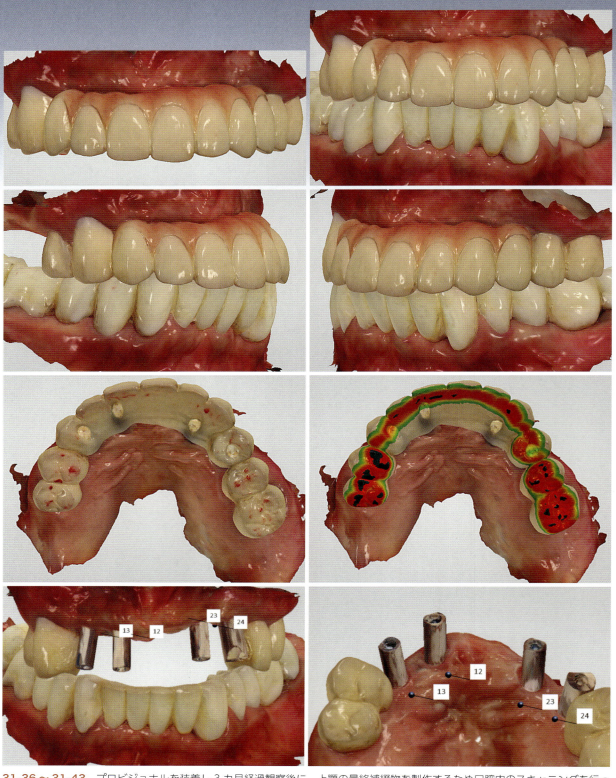

31-36 〜 31-43　プロビジョナルを装着し3カ月経過観察後に，上顎の最終補綴物を製作するため口腔内のスキャニングを行った．プロビジョナルを装着した状態とアバットメントを装着したうえでscanbodyを装着した状態のスキャニングを行っている

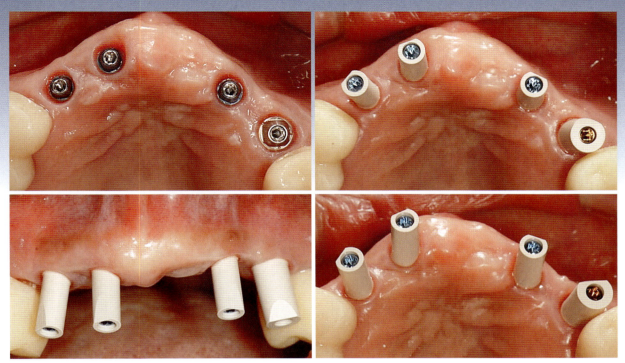

31-44〜31-47　アバットメントを装着した状態で，アバットメント専用の scanbody を用いてスキャニングを行う

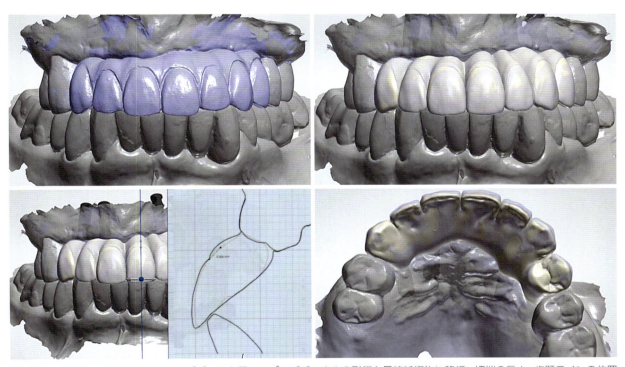

31-48〜31-51　口腔内スキャニングデータを用いてプロビジョナルの形態を最終補綴物に移行．切端の長さ，歯頸ラインの位置や歯軸の修正など細かい修正を行っていく

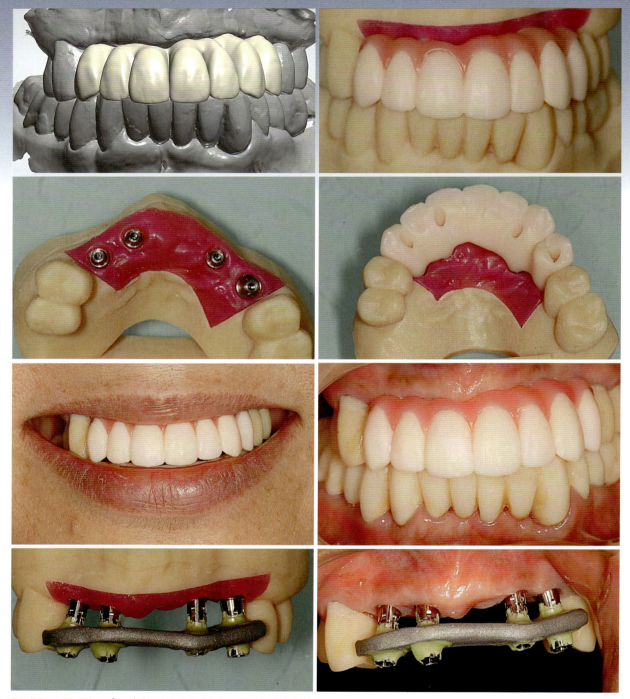

31-52〜31-59 プロビジョナルを参考にして最終形態を煮詰めていく．さらに，口腔内で形態の調整を行い，4本のインプラント連結の適合を確認する

> Case 31　　　　　　　　　　　　　　　　　　　　　　　　　　　　　　　　　　　POINT

　ロングスパンブリッジの場合，補綴物の形態と適合性の確認を，口腔内で試適して行う必要がある．この時，床形態が歯肉を圧迫していないか，スーパーフロスが粘膜面を通せるか，装着感や審美性の確認を行い，問題がなければジルコニアを用いた最終補綴物の製作を行う．今回は口腔内に試適するとスムーズに装着することができたため，最終補綴物の製作に移行した．

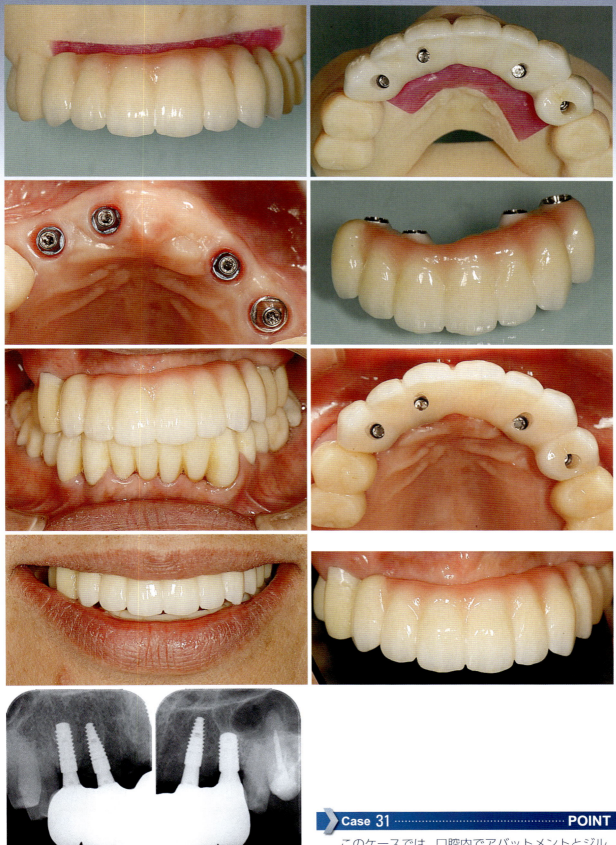

31-60〜31-69　完成した床付きのフルジルコニアブリッジを口腔内に試適すると just fit した．患者は審美性，装着感，機能性に高い満足感を得ていた

> Case 31　　　　　　　　　　　　　　POINT

このケースでは，口腔内でアバットメントとジルコニアのフレームを合わせて仮着することはなく，3Dプリンター模型上で接着作業を行った後に口腔内で試適し，上部構造を完成させている．

索　引

あ

アシスタントワーク ················· 89
アナログ（の工程を含んだ）ワークフロー ·········· 60
エコ ························ 46, 64, 141
エッジロス ······················ 46, 64
（歯肉）縁下マージン ········· 31, 68, 102, 110, 112
オープンシステム ·················· 46

か

間接法 ··········· 9, 10, 12, 14～16, 73, 74, 85, 150
矯正用アライナー ·············· 48, 62, 129
金属床（のメタルフレーム） ········· 48, 62, 74
金属粉末積層造形システム ············ 48, 72
クラウド ······················ 60, 75
（歯科技工士の）高齢化 ················ 95
骨の 3D プリンター模型 ··············· 92
（隣接面, 咬合面）コンタクト
················· 19～21, 46, 48, 57, 65, 73

さ

シェードテイキング ················· 145
支台歯作業模型 ···················· 65
歯肉圧排 ························ 116
シームレス ······················ 9, 47
ジルコニアコンタクト ··············· 111
情報の共有化 ······················ 8, 9
診療室のデジタル化 ·················· 8
スキャンボディ ············· 138, 146, 148
スクリューリテイン ······ 146, 156, 162, 164, 166, 170
3D プリンター（で作られた）作業模型 ········ 52, 57
セメントスペース ··················· 16
セラミックコンタクト ··············· 105
（スキャニングの）前準備 ·············· 89

た

唾液タンパク溶解剤 ········· 67, 71, 99, 125
チタン製（の）カスタムアバットメント ······· 87, 154
チッピング ························ 64
直接法 ··········· 9～12, 14～16, 18, 20～22, 28, 40, 43,
46, 48, 52, 58, 60, 66, 70, 75, 76, 84
デジタルサージカルガイド ·············· 84
デジタルディスラプション ·············· 95
デジタルデータベース化 ················ 8
デジタルモックアップ ··········· 9, 107, 108, 175

デジタルワークフロー ·················· 47
デンタルクリエイター ················· 47
（プロビジョナルの）トランスファー ········· 144
トリミングエラー ·················· 15

は

パラダイムシフト ·················· 10
ヒューマンエラー ·············· 10, 46, 48
フィットチェッカー ············ 14, 16, 53, 54～57
ブラックスチェッカー ················ 27
フルカントゥアのジルコニア冠 ············ 18
フルジルコニア（の上部構造） ············ 76
ブルーシリコーン ········· 20, 21, 33, 45, 67, 73, 105
プレス（法） ····················· 52, 56
プロット ······················ 10, 18
プロビジョナル（を単独で）スキャニング ········ 86
ベニアセラミック ··············· 34, 130, 132

ま

マージンライン ···· 10, 14～16, 66, 102, 116, 120, 130
ミリング（法） ············ 10, 18, 22, 25, 29, 46, 48, 51,
52, 64, 72, 107, 118, 120, 133
無圧印象 ························ 75
無影燈 ························· 142
（補綴冠の）モデリング
··········· 61, 64, 103, 118, 120, 133, 144

ら

（歯科技工士の）離職率 ················ 95
レジン製（の）インゴット ·············· 25
ロングスパンブリッジ ·············· 129, 180

欧文

Bite Eye ······················ 27, 39
DICOM データ ···················· 84
Digital Dentistry ················ 8, 46, 95
ICRP（国際放射線防護委員会） ············ 90
IDS ·························· 13
J マージン ······················ 104
One day treatrment ················· 22
STL データ ····················· 64, 84
VITA－3D master shade guide ··········· 145
WAX ブロック ···················· 61

182

【著者】

野本秀材
HIDEKI NOMOTO　D.D.S., Ph.D.
医学博士（東京慈恵会医科大学）

サクラパーク野本歯科

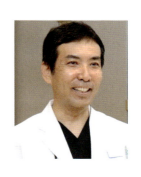

【経歴】
1992 年　日本大学松戸歯学部卒業
1992 年　宮田歯科勤務
1995 年　野本歯科医院開院
2006 年　東京慈恵会医科大学生化学講座研究員
2010 年　第 40 回日本口腔インプラント学会学術大会デンツプライ賞受賞
2013 年　東京都千代田区歯科医師会専務理事
2014 年　サクラパーク野本歯科開院
2018 年　早稲田医学院講師
2018 年　公益社団法人日本歯科先端技術研究所　会長

【所属学会，団体，スタディグループ】
日本歯周病学会（専門医）
日本歯科放射線学会（認定医）
日本口腔インプラント学会（専門医）
公益社団法人日本歯科先端技術研究所
ITI（International Team for Implantology）
救歯会
臨床歯科を語る会
CID（Center of Implant Dentistry）

31 症例から学ぶ
口腔内スキャナー徹底活用　　　ISBN978-4-263-46156-3

2019年11月10日　第1版第1刷発行

著　者　野　本　秀　材
発行者　白　石　泰　夫
発行所　医歯薬出版株式会社
〒113-8612 東京都文京区本駒込1-7-10
TEL.(03)5395-7634(編集)・7630(販売)
FAX.(03)5395-7639(編集)・7633(販売)
https://www.ishiyaku.co.jp/
郵便振替番号　00190-5-13816

乱丁，落丁の際はお取り替えいたします　　印刷・三報社印刷／製本・皆川製本所
© Ishiyaku Publishers, Inc., 2019. Printed in Japan

本書の複製権・翻訳権・翻案権・上映権・譲渡権・貸与権・公衆送信権(送信可能化権を含む)・口述権は，医歯薬出版(株)が保有します．

本書を無断で複製する行為(コピー，スキャン，デジタルデータ化など)は，「私的使用のための複製」などの著作権法上の限られた例外を除き禁じられています．また私的使用に該当する場合であっても，請負業者等の第三者に依頼し上記の行為を行うことは違法となります．

[JCOPY] < 出版者著作権管理機構　委託出版物 >
本書をコピーやスキャン等により複製される場合は，そのつど事前に出版者著作権管理機構(電話03-5244-5088, FAX 03-5244-5089, e-mail:info@jcopy.or.jp)の許諾を得てください．